AF356320

PROSPECTUS

D'UN
COURS COMPLET
D'HIPPOTOMIE
OU
ANATOMIE DU CHEVAL,
ET DE PATHOLOGIE.

AVEC UN ABRÉGÉ D'HIPPIATRIQUE.

C.

PROSPECTUS

D'UN

COURS COMPLET

D'HIPPOTOMIE

O U

ANATOMIE DU CHEVAL,

ET DE PATHOLOGIE.

AVEC UN ABRÉGÉ D'HIPPIATRIQUE.

Quoique cet Abrégé ne soit que l'extrait de ce qui sera démontré dans le Cours annoncé, il peut cependant être regardé comme un corps d'ouvrage rédigé dans un ordre nouveau : & l'on espére qu'il sera également utile à l'Amateur & au Praticien, puisqu'il leur présentera d'une maniere succinte tout ce qui peut avoir rapport à la conformation extérieure, à la structure interne, aux tares, aux maladies & à la ferrure du cheval.

PAR M. DEDELAY D'AGIER,

Gendarme Écossois.

Ne quidquam pro vero ideò recipiamus, quia receptum est, sed experimenta acquiramus, quæ fidem nostris opinionibus faciant. *HALLER. Elem. Physiol.*

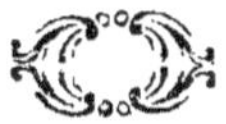

À NANCY, chez la Veuve LECLERC, Imprimeur de l'Intendance. 1778.

AVEC PERMISSION.

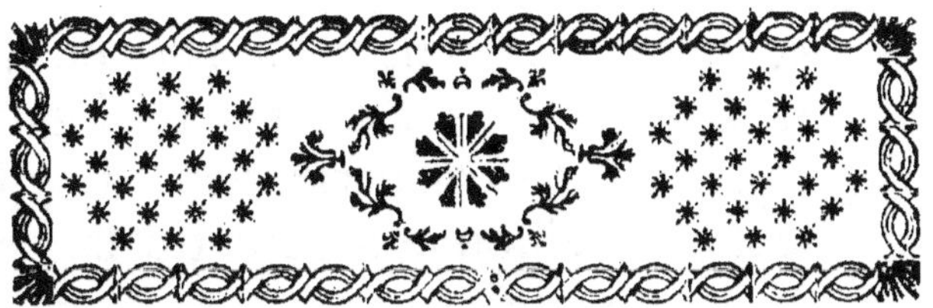

PROSPECTUS

D'UN COURS

D'HIPPOTOMIE

ET

DE PATHOLOGIE.

Sɪ les ſciences, qui ſavent réunir l'u-
tile & l'agréable , doivent tenir le
premier rang dans le tableau des con-
noiſſances humaines, & devenir l'objet
des recherches du praticien , comme
de l'amateur , d'où vient que l'hippiatrique fut ſi long-tems négligée ? Comment l'animal dont nous pouvons le
moins nous paſſer , nous eſt-il ſi peu
connu ? Et comment eſt-il encore la
victime des erreurs de la Maréchalerie ? Pourquoi , tandis que tous les arts

A

& métiers exigent, de la part des afpi-rans, des chef - d'œuvres analogues à eux , la Maréchalerie fera - t - elle la feule profeffion qui admette fans exa-men , ou du moins fans examen fuffi-fant ? Seroit-elle moins utile , moins néceffaire ? Non. Son utilité eft prou-vée; fes erreurs font connues ou foup-çonnées : mais la difficulté de les re-former , le travail qu'exigeroit un nouveau plan d'étude, les dépenfes préliminaires qu'entraîneroient de nou-veaux établiffemens, font autant d'obf-tacles qu'il faut vaincre. Il s'agit de régénérer la Vétérinaire , de l'affeoir fur des principes ftables , & de bannir de fes écoles, ces formules enfantées par l'ignorance, & accréditées par le tems.

Les anciens plus fages que nous, quoique moins éclairés , firent de la Vétérinaire une branche effentielle de la médecine. Le même homme étoit con-fulté comme médecin & comme Hip-piatre. (*a*) Elle étoit alors en honneur :

(*a*) *Abfyrtus* nomme fouvent un médecin de che-vaux , & quelquefois fimplement un médecin. Ainfi au commencement du Iᵉʳ *liv*. il y a pour infcription,

Végéce nous apprend que les Grecs &
les Romains s'en font occupé ; & fi
nous le voyons dans un autre endroit,
(*a*) regretter les fiécles où elle étoit
en vigueur, nous ne devons point en
conclure qu'elle fut négligée de fon
tems : du moins continua-t-elle à jouir
de quelques confidérations , puifque
vers le dixieme fiécle, elle mérita l'attention d'un Empereur. (*b*) Auffi devons-nous fixer l'époque de fon avilif-
fement & de la léthargie qui la tient
encore engourdie , à ces tems où l'i-
gnorance devenue épidémique, étendit
fes ravages fur tous les arts.

Nous devons cependant convenir

Abfyrtus à *Hippocrates*, médecin de chevaux, falut ;
& au *chap.* 22. *Abfyrtus* à *Secundus*, médecin de chevaux , falut ; au *chap.* 42. *Abfyrtus* à *Statilius Ste-
phanus*, médecin, falut ; & au *chap.* 69. *Abfyrtus* à
Hegefugoras, très-bon médecin , falut. Tous ces
hommes-là pratiquant la médecine fur les chevaux ,
confultoient *Abfyrtus* touchant leurs maladies les plus
importantes. Il appelle auffi cette profeffion du fimple
nom de médecine, lorfqu'il écrit à *Achaicus* en ces
termes. » Puifque tu es curieux de la connoiffance
» de la médecine, & que tu me demande fi la faignée
» eft profitable aux chevaux , &c. »

(*a*) Præf. *liv.* 2.

(*b*) *Conftantin Porphyrogenete* fit raffembler & extraire tous les ouvrages grecs fur cette partie.

A ij

que ſes progrès commencent à devenir ſenſibles. Mais parmi les auteurs qui ont voulu la relever, la plûpart n'ont été que copiſtes d'autres copiſtes; ils n'ont cherché qu'à mettre en ordre, des compilations de recettes. Et ſi quelques-uns d'entr'eux ont ſenti qu'avant de preſcrire un traitement, il étoit néceſſaire de définir la maladie, d'en indiquer la ſource, les ſymptômes & les ſuites; s'ils ont ſenti que ces con-noiſſances exigeoient d'autres connoiſ-ſances ſur la ſubſtance, la ſtructure, l'arrangement des parties affectées; ſi, convaincus de la néceſſité d'étayer l'Hippiatrique ſur l'anatomie, ils ont commencé par des détails ſur ce fon-dement de toute médecine, il paroît par les deſcriptions incomplettes ou fauſſes qu'ils en ont données, qu'aucun d'eux n'a vu par lui-même; que rebu-tés par le travail, ou manquant de moyens & de connoiſſances prélimi-naires pour s'en occuper avec fruit, ils ſe ſont contentés d'un examen ſu-perficiel, qui n'a ſervi qu'à prolonger l'erreur, en augmentant ſon crédit.

Un ſeul eſt arrivé vers ce point où

chacun vouloit atteindre. Un travail assidu, une patience à l'épreuve, une fortune suffisante pour subvenir aux frais qu'exigeoient ses recherches, l'avantage d'être né d'un pere déja célébre, qui a sû diriger son éducation ; voilà les moyens qui ont servi M. *de Lafosse*, & qui l'ont rendu, pour ainsi dire , le créateur de son art. Il ne m'appartient point dé louer mon maître ; je sais que la vérité peut être suspectée, lors même qu'on lui rend hommage : mais l'Europe dira ce que je ne dirai point, ce que l'Encyclopédie a déja dit, (*a*) ce que diront tous ceux qui, ayant lû ses ouvrages, iront s'affurer de leur vérité, en consultant la nature (*b*).

____

(*a*) Encyclopédie. Edit. de Paris. Supp. au mot *anatomie*, pag. 414 , art. du célébre *Haller*.... M. *de Lafosse*, sans contredit, le plus habile Hippiatre de ce siécle, & peut-être le plus savant qui ait existé jusqu'à ce jour, a donné un cours d'Hippiatrique , où l'anatomie du cheval, est traité avec d'autant plus de perfection, que l'Auteur a tout vérifié par lui-même, sur plusieurs sujets qu'il a disséqués.

(*b*) M. *Grignon*, Chevalier de l'Ordre du Roi , & savant Métallurgiste, dans son ouvrage intitulé Observations sur les Epizooties, après avoir cité M. *de Lafosse*, ajoute qu'il laissera des monumens à sa gloire , plus durables que le bronze.

Mais de quelle utilité feront ces ouvrages , fi feulement lûs par un petit
nombre d'amateurs, la claffe qui doit
être le plus effentiellement inftruite, ne
lit point ? Hélas ! dans l'état d'ignorance où elle eft plongée , pourroit-
elle même lire ! Exceptons nos maréchaux des villes ! Qu'eft-ce que nos
maréchaux de campagne, ceux dont
les erreurs font cependant les plus
cruelles , puifqu'elles portent fur les
laboureurs, fur la partie la plus indi-
gente & la plus utile de l'État. Par-
courons les provinces, & nous ne verrons par-tout que des hommes grof-
fiers qui , pour la plûpart, n'ont fait
aucune étude des maladies dont ils
ignorent & le fiége & la nature, qui
ne favent y remédier que par l'application indiftincte d'un certain nombre
de médicamens , dont ils ne connoif-
fent ni la vertu , ni même le nom.
Des breuvages, des cordiaux, dont ils
voudroient voir l'effet, auffi-tôt qu'ils
font pris, & dont ils redoublent la dofe
pour peu qu'ils agiffent d'une maniere
trop lente ; voilà leur médecine interne : le feu , des coups de biftouri

donnés fans précaution, l'application, au hafard, d'une même efpéce de drogue, dans toutes fortes de plaies; voilà leur chirurgie. Devons-nous donc nous étonner que de pareilles manœuvres trompent journellement la confiance dont le public les honore, & décréditent un art qu'ils défigurent ?

Je fais que l'Hippiatrique, fur-tout dans les maladies internes, eft fouvent conjecturale. Si la connoiffance des maladies internes de l'homme, eft difficile à acquérir, à plus forte raifon celle du cheval doit l'être, puifqu'il ne peut fe faire entendre, ni défigner l'endroit de fa douleur. Mais de ce qu'elle eft difficile, il ne faut point en conclure qu'elle eft aveugle. L'Hippiatrique a des principes vrais, des régles certaines; & l'Hippotomie, la Phyfiologie & la Pathologie nous fourniffent ces régles. La premiere enfeigne la ftructure des parties du cheval; la feconde en apprend le méchanifme & l'ufage; la troifieme développe l'hiftoire des maladies, en affigne les caufes, en marque le diagnoftic, & décrit enfin la méthode de les traiter & de les guérir. Si à ces connoiſſances on joint les obſervations déja faites, ſi par la pratique on en fait l'application, on poſſédera ce qu'il faut ſavoir pour agir conséquemment, & mériter le nom d'Hippiatre.

Ces vérités depuis long-tems connues, mais délaiſſées, ne jouiront de leurs droits, que lorſqu'on les aura miſes en œuvre. L'inutilité des livres eſt prouvée, puiſqu'ils ne peuvent être lûs & compris. C'eſt donc par l'étude de l'anatomie ſur le ſujet même, c'eſt par la diſſection, que l'on doit commencer. L'inſtruction dans le principe, ne doit exiger que des mains & des yeux : voir & toucher, ſe pénétrer par ces deux organes des phénomenes que préſente la nature, ſur l'arrangement & la ſubſtance des parties, voilà les premiers pas à faire ; & lorſque la ſtructure de ces parties, ſera connue, c'eſt alors qu'une théorie éclairée deviendra néceſſaire, & qu'on pourra s'en occuper avec fruit.

Que ne pouvons-nous, aux talens néceſſaires pour inſtruire, joindre le don de nous multiplier ! Il n'eſt point de hameau qui ne devint l'objet de nos attentions & de nos foins. Mais nos auditeurs & nous même, nous ne pouvons que defirer. Cependant nous tâcherons autant qu'il eft en nous , de contribuer à ce bien : & nous ferons trop récompenfés , fi notre exemple peut au moins déterminer d'autres hommes plus capables; à répandre dans leurs provinces , les fruits de leurs travaux.

Ce font les raifons qui nous ont enhardis à ouvrir un cours d'Hippotomie pathologique. Nos démonftrations feront fondées fur la nature: nous ne montrerons que ce qu'elle offrira : elle fera preuve dans chaque affertion. A l'égard de la Pathologie , trop jeune encore & trop nouveau dans cet art, je ne ferai que l'écho de mon maître : continuellement fous fes yeux, je ne répéterai que ce qu'il aura dit ; fes principes feront les miens ; je ne me chargerai que de les énoncer. Trop heureux fi l'expreffion que je tâcherai d'y mettre, ne diminue rien de leur prix.

Ce cours divifé en trente féances,

commencera le quinze juin & fera terminé au quinze feptembre. Nous avions d'abord cru qu'un fommaire de ce qui fera traité dans chaque féance, fuffiroit pour offrir des points de ralliement, & mettre à même ceux qui fuivront le cours, de faire chez eux l'extrait de ce qui auroit été démontré : mais ayant fenti qu'un extrait plus méthodique & plus régulier, fait par nous même, & mis à la fuite de notre profpectus, rempliroit mieux notre objet, nous nous fommes contentés de donner un fommaire des neuf premieres féances, qui ne contiennent que des généralités moins effentielles, & même de fimple curiofité, du moins quant à la partie phyfiologique qui s'y rencontre; & nous avons fubftitué aux fommaires des vingt-une dernieres féances, un abrégé d'Hippiatrique où nous avons tâché de raffembler ce qui devient véritablement néceffaire à ceux qui, par état ou par goût, s'occupent de cette partie. D'ailleurs cet abrégé manquoit à l'Hippiatrique : parmi les ouvrages fur cette partie, il n'eft que celui de M. *de Lafoffe*, qui réuniffe d'une maniere exacte & complette, l'Hippotomie & la Pathologie. Mais cet ouvrage qui a mérité & obtenu de si grands éloges, & qui étoit absolument nécessaire pour éclairer la Vétérinaire, devient trop étendu pour un Officier de cavalerie ou pour un amateur qui n'a besoin que d'un tableau où la conformation extérieure, la structure interne, les tares, les maladies & la ferrure du cheval soient traitées d'une maniere aussi claire, que succinte.

Nous avons cherché à remplir ces indications, & nous répondons au moins que l'exactitude sera le premier mérite de cet abrégé.

Nous nous proposons d'en donner un autre immédiatement après la fin du cours, également essentiel & nécessaire. Il aura pour titre *Manuel d'Hippiatrique*, & sera une espéce de matiere médicale où l'on rencontrera non-seulement les formules pharmaceutiques, les plus efficaces & les moins dispendieuses, mais encore la vraie méthode de les appliquer, avec des observations neuves sur les tumeurs, les plaies, & leur pansement. Cette partie de la Vétérinaire exige abfolument une réforme ; il eft néceffaire de refferrer le plus poffible la lifte des médicamens, & de montrer que le traitement des maladies extérieures du cheval, n'eft point auffi compliqué que voudroient le faire croire les auteurs qui en ont traité, & qui, ayant négligé toute efpéce de méthode, ont accablé le lecteur fous des amas informes de recettes. Ces compilations bien plus propres à dégoûter un amateur, qu'à l'éclairer, doivent être bannies de la vétérinaire; & l'on ne doit plus confidérer cet art comme tirant fes principales reffources de ce que le charlatanifme annonce fous les noms de fecrets, de fpécifiques certains, mais comme une fcience raifonnée, fondée fur l'anatomie & la faine phyfique.

Afin de prolonger les bons effets que nous fait efpérer le cours que nous annonçons, non-feulement nous délivrerons notre abrégé d'Hippiatrique, à tous ceux qui le fuivront, mais encore nous dicterons toujours après la féance, les faits de pratique que les bornes de cet abregé, ne nous ont

point permis d'y inférer. Et si par hafard il fe rencontroit parmi les gens
de la campagne, que nous invitons à
s'y trouver, des mains peu accoutu-
mées à écrire, nous nous chargerions
de leur fournir des copies de ce qui aura
été dicté, afin qu'ils puiffent les emporter chez eux, & fe les faire répéter
par leur chirurgien, ou par leur Curé.

Si les généralités voifines ou les régimens veulent (ainfi que cela s'eft
pratiqué dans le cours qui s'eft fait
l'hiver dernier) y envoyer des fujets,
nous prévenons le public que tout ce
qui aura rapport à l'inftruction, fera
fourni *gratis*. Ceux qui defireront diffé-
quer, trouveront des facilités, parce
qu'on leur fournira même des inftru-
mens. Les opérations ne feront point
négligées, elles feront faites à mefure
qu'on en parlera.

Lunéville eft peut-être de tous les
endroits, le plus favorable à notre
projet ; placé au centre de la cavalerie, le grand nombre de chevaux que
le féjour de la Gendarmerie y fixe,
l'établiffement de fon hôpital vétérinaire, le cabinet qui s'y trouve, où

M. *de Lafosse* a rassemblé plusieurs piéces essentielles à son art, comme une collection des maladies de sabot, &c. enfin la facilité que les amateurs & praticiens étrangers trouveront pour s'y nourrir & loger, à peu de frais, (*a*) semblent concourir à diminuer les difficultés qui nous avoient d'abord effrayé.

(*a*) Les Maréchaux des Régimens qui ont suivi le cours cet hiver, ont vêcu avec vingt sols par jour, donc ils pourroient subsister avec un supplément de paye très-médiocre, si on vouloit, ou s'il s'en rencontroit un nombre suffisant, pour établir des espéces de caserne & les faire manger ensemble.

SOMMAIRE

De ce qui sera traité dans les neuf premieres séances du cours d'Hippotomie.

PREMIERE SÉANCE.

DU cheval en général.... Sa supériorité sur tous les quadrupédes, par la justesse des proportions & la beauté des formes de toutes ses parties.... Fierté de son attitude & de son regard.... Majesté de son allure dans le pas.... Son courage & son ardeur exprimé dans le piaffement, par le mouvement énergique de toutes ses parties.... Aussi docile que superbe, son dévouement aux volontés de l'homme, même aux dépens de son existence.... Excellence de son

caractere, même dans l'état de nature...
Son goût pour la paix & la fociabilité...
L'émulation qui paroît toujours animer
les jeux de fon enfance.

Réflexions fur les foins que le cheval
exige, lorfque l'on veut lui conferver
les qualités dont il eft fufceptible.....
Chevaux fauvages moins réguliers dans
leurs proportions.... Néceffité de croi-
fer les races.... Etabliffement des Haras...
Obfervations fur les variétés qui exiftent chez tous les animaux, dans les différentes races d'une même efpéce.....
L'influence des climats & de la nourriture, caufe de ces variétés... Ces variétés moins fenfibles dans l'homme qui
fait corriger fes alimens, & fe garantir
de l'intempérie des climats.... Le cheval infiniment fufceptible de céder à ces
influences... De-là la néceffité de renou-
veller les étalons à chaque génération,
lorfqu'on veut obtenir dans les chevaux
de pays, les qualités d'une race étran-
gere.... Les jumens au contraire, peuvent être prifes parmi les meilleures du
pays.... Obfervation à ce fujet.... Du
choix des couples deftinés à produire...
De leur affortiment.

Symptômes

Symptômes qui annoncent les chaleurs dans les jumens.... Epoques de ces
chaleurs.... Leur durée.... Leur néceffité.... De la monte en main.... Précaution qu'elle exige.... Mouvement de
balancier de la queue de l'étalon, vers
la croupe, qui annonce qu'il a confom-
mé l'acte de la génération.... Régime
de l'étalon pendant les trois mois que
dure la monte.... De la monte en liberté, fes avantages & fes inconvéniens....
Des fignes qui annoncent que la jument
a été fécondée.... Son régime pendant
la geftation.... Durée de la geftation...
Accouchement...... Obfervation fur
l'hippomane des anciens.... Précaution
qu'éxige le poulain, pendant les deux
premiers jours... Obfervations fur le poil
dont il eft couvert, à l'inftant de fa
naiffance, & fur la forme de fes fabots...
Obfervation fur l'accroiffement pré-
coce des parties poftérieures de tous
les animaux herbivores, & fur les proportions de ces parties, dans les animaux légers à la courfe (*a*).... Ména-

---

(*a*) Le levrier , la gazelle & tous les animaux
vîtes à la courfe , ont les jambes de derriere plus

gemens qu'exigent la mere & le poulain jufqu'au fevrage.... Régime du poulain, pendant les deux premieres années.... Sa premiere éducation, pendant les deux fuivantes.... Obfervations fur le tems le plus favorable pour la caftration & fur la ferrure des poulains.

Conformation extérieure du cheval... Sa divifion, pris avec fa peau...,. Dénombrement de fes parties.... Qualités les plus effentielles au cheval de felle, au cheval de guerre, à celui deftiné pour la chaffe, enfin au cheval de carroffe.... Caracteres qui diftinguent les différentes races des chevaux étrangers & nationaux... Des chevaux Poitevins... Bretons.... Limoufins... Normands.... Francs-Comtois.... Navarrois.... Des chevaux Arabes... Barbes... Efpagnols... Anglois.... Napolitains .... Danois.... Allemands.... Hollandois, &c.

Des différens henniffemens du cheval...

---

longues que celles de devant. Le caméléopard (vulgairement appellé giraffe,) qui, au contraire, a les jambes de devant beaucoup plus longues que celles de derriere, eft très-lent : & quoique cet animal foit en général plus grand qu'un cheval, un homme l'atteint aifément. Cette obfervation devroit influer fur le choix d'un bon coureur.

De son sommeil.... De sa façon de boire.... Observation sur les causes de certaines maladies où cette façon de boire paroît influer.... De la durée de la vie du cheval.

SECONDE SÉANCE.

DE l'anatomie.... Dédommagement que cette fcience fi belle dans fes détails, fi inftructive dans fes fins, procure à ceux qui s'en occupent.... De la Zootomie ou Anatomie comparée.... Ses avantages prefque toujours négligés.... Défaut de méthode dans la plûpart des ouvrages fur cette partie.... Projet d'un Cours d'Anatomie comparée fur tous les animaux domeftiques, annoncé pour les années prochaines.... Comparaifons générales entre les organes vitaux & entre les parties extérieures de l'homme & du cheval.... Réfultat de cette comparaifon, qui nous fournit des moyens généraux d'appliquer, d'affimiler à la connoiffance des maladies internes du Cheval, les régles établies pour la connoiffance & le traitement de ces mêmes maladies dans l'homme; & comme les différences qui nous frappent dans l'extérieur de ces deux individus, portent bien plutôt fur

la forme, que fur la fubftance des parties conftituantes de cet extérieur, nous
verrons que dans les maladies externes,
les remédes doivent être à-peu-près
femblables, quant aux propriétés, &
qu'ils ne doivent différer que dans la
maniere de les appliquer.

Le but de notre Cours, étant de connoître tout ce qui a rapport à la ftructure, à la conformation des parties du
cheval, dans l'état de fanté & de repos,
tout ce qui a rapport au méchanifme &
aux ufages de ces mêmes parties, dans
l'état de mouvement, enfin de connoître
les accidens & maladies auxquelles elles
font expofées & les divers moyens d'y
remédier, nous fuivrons le plan que
nous fournit cet expofé, & fans nous
aftreindre à la marche ordinaire de l'A-
natomie qui place dans une claffe à part,
chacune des fubftances de l'animal, &
qui ne parle des chairs, qu'après avoir
détaillé les os, les cartilages, &c. De
tout l'individu, nous commencerons
par des généralités fur fes grandes divifions, c'eft-à-dire, que nous donnerons une idée de la figure, de la
fubftance, du méchanifme général des

os , des cartilages , des ligamens, des mufcles, artères, veines, nerfs, glandes & vifcères: enfuite reprenant chaque partie du cheval, en particulier, nous décrirons les fubftances qui la com-pofent , la conformation extérieure qu'elle doit avoir, les défauts dont elle eft fufceptible , fes ufages, enfin fes maladies.

Divifions des parties folides & flui-des.... De la fibre en général & en particulier.... Du tiffu cellulaire.... Des membranes.... Sentiment d'*Haller* fur leur fenfibilité.... Des os en général... Leur affemblage a retenu le nom de fquélette.... Divifion du fquélette, & dénombrement des os qui le compo-fent.... Obfervation fur la conftance avec laquelle la nature a accordé fept vertébres cervicales, ou du col, à tous les quadrupédes fans exception... Des trois fubftances des os, la compacte , la cellulaire & la réticulaire.... De la moëlle.... Sentiment d'*Haller* fur la moëlle.... Sentiment de *Ruifch* fur l'a-nalogie qu'il a crû remarquer entre la moëlle & le fuif.... Obfervation qui

paroît s'oppofer à fon affertion.... (*a*).
Régénération des os par la deftruction de la moëlle , & expériences de
Scultet, de M. *David*, gendre du célébre *Lecat* , de MM. *Bonnet* & *Troja*
à ce fujet.... Avantages qui réfulte-
roient de la perfeétion de cette découverte, pour les maladies des os.... Du
périofte.... Sentiment d'*Haller* fur cette
membrane & fur le périofte interne...
De l'offification des os longs, & des
os plats.... Le périofte n'eft point l'organe par lequel fe forme l'os, comme
beaucoup d'Auteurs l'ont prétendu....
Preuves accumulées de cette négati-
ve.... Le périofte ne fauroit former
l'os puifqu'il n'en contient pas les ma-
tériaux les plus effentiels.... (*b*.)

(*a*) Le fuif différe de la moëlle & de la véritable
graiffe , en ce que ce premier durcit même à une
chaleur modérée, au-lieu que la graiffe & la moëlle
font liquéfiées à la même température : le fuif eft caf-
fant & fragile ; la graiffe & la moëlle font molles &
huileufes : d'ailleurs le fuif ne fe trouve que dans les
animaux ruminans qui ont quatre eftomacs. Il y eft
même fi abondant qu'il exifte jufques dans leur liqueur féminale , laquelle fe durcit en fe refroidiffant,
tandis que celle des autres animaux fe liquéfie par le
froid.

(*b*) La garance (lorfqu'on a réduit l'animal à cette

Détails qui ont rapport à la conformation extérieure des os.... L'apophyse est une éminence qui fait corps
avec l'os.... L'épiphyse est un os appliqué sur un autre os, mais uni intimément par un cartilage qui s'ossifie,
à la longue, & change l'épiphyse en
apophyse.... L'usage des apophyses &
épiphyses, est de fournir une attache à
la plûpart des muscles.... Cavités extérieures des os.... Leur connexion....
Differentes espéces d'articulations....
Celle par genou, a un mouvement en
tous sens.... Celle par charniere, a
le mouvement en avant & en arrière
seulement, & peut être restreinte à
l'un de ces mouvemens.... Celle par
coulisse est celle où deux surfaces glissent l'une sur l'autre.... Celle du pivot est celle où une des parties sert à
l'autre, d'axe ou d'essieu.... Des articulations sans mouvement.

---

nourriture) ne communique jamais au périoste la
rougeur qu'elle donne à l'os, parce que le périoste
ne sépare point des humeurs assez épaisses pour cha-
rier la terre que cette racine colore.

TROISIEME SÉANCE.

Généralités sur les cartilages.... Leur structure est moins connue que celle des os.... Elle est plus obscure & plus similaire.... On y distingue moins bien les lames... Différences qui existent dans la substance des cartilages répandus dans l'habitude du cheval.... Ceux des oreilles se guérissent aisément... Ceux des autres parties demeurent fistuleux, à la suite d'une érosion quelconque... Des cartilages articulaires.

Des ligamens.... de leurs substances, & de leurs différentes espéces.... Des ligamens articulaires, toutes les articulations avec un mouvement en tout sens, n'ont qu'un ligament capsulaire qui enveloppe l'articulation, & contient la sinovie. (*a*). Outre ce ligament capsulaire, toutes les articula-

---

(*a*) En général les articulations par genou n'ont qu'un ligament capsulaire, mais cette régle a une exception, l'articulation de l'os de la cuisse avec le bassin offre de plus un ligament suspenseur, & un ligament latéral qui fait fonction de bord osseux, dans la cavité cotiloïde de cette articulation.

tions avec un mouvement borné ont des ligamens latéraux ou longitudinaux.

De l'humeur finoviale... Sa néceffité pour empêcher les érofions que produiroit le frottement dans les articulations avec mouvemens.... Détails fur les quatre humeurs qui concourent à la former... Des glandes découvertes par *Havers*, & nommées finoviales.

Généralités fur les mufcles..... Le mufcle eft un organe fibreux deftiné à exécuter tous les mouvemens du corps.... Couleur, ftructure & enveloppe des mufcles.... Obfervation fur la graiffe qui exifte entre les divers paquets fibreux des mufcles, & fur les caufes générales de fa furabondance... Elle eft conftamment dans tous les animaux, la fuite de fa foibleffe ou de l'inaction des mufcles.... Exemple à ce fujet.... Des parties tendineufes des mufcles.... Différence qui exifte entre la fibre tendineufe & la fibre mufculaire, prouvée par la macération... Divifion du mufcle.... Sa partie tendineufe peut former un cordon, & retenir le nom de tendon, ou s'épanouir en membrane, & retenir celui d'aponévrofe.... Variétés dans la ftructure & les attaches des mufcles.... Leurs diverfes dénominations dérivées de leurs volumes, de leurs figures, de la direction de leurs fibres, de leur fituation, de leurs attaches, de leurs ufages, &c. Des mufcles fimples & compofés,.... Des mufcles creux.... Ufages des mufcles.

Des trois forces contractives des mufcles.... Sentimens d'*Haller* & de quelques autres Phifiologiftes fur la force morte, l'irritabilité & le mouvement nerveux.... Defcription & phénomenes que préfentent ces trois forces.... La force morte s'étend à toutes les efpéces de fibres en général, & fe retrouve même après la mort, dans toutes les matiéres animales : cette force tend toujours au plus grand raccourciffement poffible, tous les poifons chimiques de la claffe des acides, mettent cette force en jeu.... L'irritabilité n'agit que fur la fibre mufculaire & fe perd, peu d'heures après la mort de l'animal. Elle eft cette force par laquelle la fibre muf-

culaire eſt remiſe en jeu, lorſqu'elle eſt
piquée, égratignée par un ſtimulus
quelconque.... Les effets de cette force,
ſont moins actifs dans les muſcles ſou-
mis à la volonté.... Erreurs de ceux
qui confondent l'irritabilité & la ſenſibilité.... Effet que produit la contraction ſur le muſcle....Erreur de ceux qui
ont prétendu qu'il pâliſſoit dans la contraction, cet effet n'ayant lieu que dans
les animaux à ſang froid.... Expérience de *Gliſſon*, ſur la diminution de
volume des muſcles qui ſe contractent...
Défaut de cette expérience....Du relâchement du muſcle après la contraction....De la force des muſcles dans la
contraction.... Les obſtacles qu'ils ont
à vaincre dans leur action, les obligent
en général à une force trente fois dé-
cuple de l'effet qu'elle produit.... Preuve de ce fait.... Combien d'après les
calculs de *Borelli* & de quelques autres, la force des muſcles eſt éton-
nante, ſur-tout dans les inſectes....
Exemples à peine croyables de la force
muſculaire dans l'homme, cités d'après
M. *Déſaguillier*.... Des muſcles anta-
goniſtes & de leurs uſages dans les

divers mouvemens de la machine animale.... Sentiment de quelques auteurs
modernes fur les antagoniftes.... De la
force nerveufe, troifieme force contractive des mufcles.... Sentiment de
Defcartes , de *Newton* & de plufieurs
autres Phyfiologiftes fur la caufe du
mouvement mufculaire.... Sentiment
d'*Haller* fur cette caufe analogue aux
idées de l'Abbé de *Fontana*, & de M.
Caldani.

QUATRIEME SÉANCE.

Des trois cavités principales où font renfermés les vifcères... Le crâne ou ventre fupérieur renferme la cervelle ; la poitrine ou thorax, nommé ventre antérieur, renferme les organes de la refpiration & de la circulation : enfin ceux qui concourent à la digeftion, à la chilification & à certaines fecrétions & excrétions , font renfermés dans le - bas ventre ou ventre poftérieur.... Defcription de ces cavités & leur divifion en différentes régions.

Des vaiffaux en général... Des vaiffeaux artèriels & veineux.... De leur ftructure & de leurs différences... De l'anaftomofe.... Ce que les anciens entendoient par ce mot.... Des différentes efpéces d'anaftomofes.... Sentimens de plufieurs auteurs fur les anaftomofes (*a*.)

(*a*) On a beaucoup parlé de l'utilité des anaftomofes. *Bellini* a cru que les réfeaux capillaires qu'elles formoient dans les divers organes fécrétoires , étoient eux-mêmes la matrice dans laquelle la nature broyoit

Nous allons donner une defcription fuccinte des artères & des veines, parce que cette partie de l'hippotomie eft néceffaire au Praticien.

On diftingue dans le cheval, deux principales artères, la pulmonaire & l'aorte. La premiere porte le fang au poumon ; & la feconde (par le moyen de fes ramifications,) dans le refte de l'habitude du corps.

L'artère pulmonaire differe de l'aorte,

---

le fang , & le préparoit à la fécrétion. Il regardoit (ainfi que plufieurs célébres anatomiftes) les cercles admirables que les artères forment dans l'œil, comme une ftructure effentielle pour la fécrétion d'une liqueur extrêmement fine. Mais ces deffeins fi agréablement diverfifiés dans les différentes parties du corps, paroiffent plutôt remplir les vues de la nature, foit en modérant la force de la circulation, foit en la facilitant par un plus grand nombre de débouchés , & ne peuvent être cités comme des organes fécrétoires, puifqu'ils fe rencontrent également dans les veines qui ne féparent point d'humeurs.

Les grandes anaftomofes ont pour but de fuppléer aux embarras qui pourroient naître dans le mouvement du fang : une obftruction dans l'artère, fa ligature devenue néceffaire à la fuite de quelqu'accident, priveroit immanquablement de la vitalité, le mufcle ou la partie que cette artère devoit nourrir, fi l'anaftomofe ne remédioit à ce malheur , en donnant au fang un moyen de plus , pour refluer par d'autres courants dans l'organe privé de fon artère naturelle.

en ce qu'elle n'a que fept à huit pouces de longueur (*a*) : en ce que fon calibre eft trois fois plus confidérable , & fes tuniques de deux tiers plus minces. La raifon de ce peu d'épaiffeur nous deviendra fenfible , lorfqu'en décrivant le cœur , nous verrons qu'il répond à celui du ventricule qui lui fournit le fang.

L'Artère aorte tire fon origine de la partie antérieure & moyenne du cœur, entre l'artère pulmonaire , la trachée artère & la veine cave. Elle fournit , à fa naiffance & vers fa partie poftérieure, deux branches qui vont fe perdre dans la fubftance du cœur ; & après s'être continuée la longueur de deux ou trois pouces, elle fe divife en deux portions, l'une prend le nom d'aorte afcendante ou antérieure , l'autre celui de defcendante ou poftérieure.

L'aorte antérieure a quatre pouces de long , & fe bifurque en deux troncs principaux ; l'un à gauche , ou du montoir , & l'autre à droite , ou hors le montoir.

Le

(*a*) Quand nous déterminerons des dimenfions, nous parlerons toujours d'un cheval de cinq pieds.

Le tronc de gauche depuis fa naiffance jufqu'à fa fortie de la poitrine,
fournit trois branches : l'intercoftale,
la cervicale inférieure & la torachique.

1.º L'intercoftale fe divife bien-tôt
en deux autres : l'une antérieure fournit
deux rameaux, dont l'un pénétre entre
la deuxieme & la troifieme côtes, &
va fe diftribuer le long des mufcles du
dos ; l'autre paffe entre la premiere vertébre dorfale, & la feconde, & va fe
diftribuer à la moëlle de l'épine.

La feconde branche de l'intercoftale
qui eft poftérieure à la premiere, paffe
pardevant la troifieme & quatrieme
côtes, pénétre entre la cinquieme & la
fixieme, fournit dans fon trajet une
branche à chacune des côtes, & va
enfuite fe diftribuer dans les mufcles
du dos.

2.º La cervicale inférieure fait un
trajet de trois ou quatre travers de
doigts, fans rien fournir, en croifant
latéralement la derniere vertébre cervicale, pour pénétrer entr'elle & l'a-
vant - derniere. Puis montant tout le
long des trous de conjugaifons, elle va
fe rendre dans le crâne. Cette artère,

C

entre chaque trou de conjugaifons ,
jette des groffes ramifications qui vont
fe diftribuer dans les mufcles du col ,
une des principales rampe fur la feconde & la premiere vertébre.

3.° La thorachique, improprement
appellée mammaire , defcend tout le
long de la face interne de la premiere côte : enfuite fe porte de devant
en arrière , en rampant tout le long de
la partie interne du fternum , & en
fourniffant dans fon trajet , 1.° une petite
branche qui va au thymus , & qui prend
le nom de thymique : 2.° huit autres petites branches qui pénétrent entre les cartilages de toutes les vraies
côtes, pour fe diftribuer dans les mufcles pectoraux. Cette artère paffe enfuite par-deffus le cartilage xiphoïde ,
& va s'anaftomofer avec l'artère épy-
gaftrique.

Maintenant revenons au tronc principal: il prend le nom d'artère axillaire
au fortir de la poitrine. Cette artère fe
courbe fur le côté, un peu en déclinant
l'efpace de trois à quatre pouces, &
fournit pendant ce trajet , trois branches, dont deux montent vers l'attache

fixe des mufcles du col, & l'autre vers les mufcles pectoraux.

La continuation de l'axillaire, prend le nom de brachiale, à l'articulation de l'épaule avec le bras; devenue brachiale, elle fournit bien-tôt une branche confidérable nommée fcapulaire, laquelle fe divife en trois rameaux dont deux internes vont au mufcle de ce nom, & l'autre aux mufcles épineux.

L'artère brachiale continue fa route le long de la face interne de l'humérus, jufqu'à fa partie moyenne; puis rampant derriere cet os, elle fournit deux autres branches qui vont fe diftribuer aux mufcles du bras, & aux enveloppes de l'avant-bras.

Parvenue vers la partie latérale interne de l'articulation de l'humérus avec le radius, l'artère brachiale fe bifurque en deux autres : l'une moins confidérable, prend le nom de cubitale, & paffe entre le cubitus & le radius, & donne deux rameaux au radius & aux mufcles voifins, l'autre nommée radiale, rampant derriere le radius, y produit vers fa partie moyenne, quelques branches qui vont aux mufcles du

genou, & à tous ceux du refte de l'extrêmité.

La radiale perd ce nom, pour prendre celui de canoniere , immédiatement au-deffus du genou; & cette derniere, après avoir rampé derriere l'os
du canon , & lui avoir fourni une
branche qui pénétre dans fa fubftance,
en donne une autre , vers fa partie
moyenne , qui rampe près de l'os fti-
loïde externe , laquelle donne à fon
tour, des ramifications qui fe portent
en devant de l'os du canon & dans la
peau.

Un peu au-deffus du fanon, l'artère
canoniere fe bifurque pour former les
deux paturonieres, diftinguées en paturoniere droite & en paturoniere gauche. Chacune d'elles rampe aux parties latérales de l'os du paturon, & fe
propage fur l'os coronaire dont elle
prend le nom.

Les coronaires fe divifent chacune
en deux branches qui vont fe diftribuer
dans le pied , & qui prennent le nom
de pédiales.

La branche droite de l'aorte antérieure que nous avons abandonnée pour

fuivre la gauche, eſt deux fois plus longue que celle-ci. Elle fournit d'abord,
de même que ſa congénere, trois branches correſpondantes à celles que nous
avons décrites ci-deſſus; ſavoir, l'inter-
coſtale, la cervicale & la thorachique.
Enſuite elle donne l'axillaire droite (qui
ſe diviſe comme l'axillaire gauche déja
décrite,) & finit par ſe bifurquer pour
former les deux carotides, l'une à droite
& l'autre à gauche. Comme elles offrent les mêmes diviſions, il ſuffira de
nous attacher à la gauche.

Celle-ci, après avoir monté vers l'angle arrondi de la mâchoire inférieure,
& un peu avant d'y arriver, produit
trois groſſes branches, ſavoir : la paro-
tide qui ſe diſtribue dans les glandes
de ce nom : la cervicale ſupérieure
qui, après un trajet d'un peu plus d'un
pouce, vers la premiere vertébre cervicale, ſe partage en ſix branches dont
trois groſſes & trois petites. La ſeconde des groſſes pénétre dans le
crâne, par l'un des trous condiloïdiens,
tandis que les deux autres & les trois
dernieres ſe diſtribuent dans les muſcles du col & de la tête.

A l'égard de la troisieme groffe branche que nous avons dit être fournie par la carotide , elle eft la plus longue de toutes, & fe nomme cérébrale. Elle ne fe divife que lorfqu'elle eft parvenue dans le crâne en paffant par les trous que l'occipital forme avec le fphénoïde : alors elle fe partage en une infinité de ramifications qui vont aux meninges du cerveau.

. Après avoir donné les trois groffes branches que nous venons de décrire, la carotide étant parvenue à l'angle arrondi de la mâchoire , fe divife en deux troncs dont l'un prend le nom de carotide interne fupérieure, & l'autre celui de carotide interne inférieure.

La carotide interne fupérieure fournit cinq branches confidérables , dont deux internes & trois externes.

Les deux internes font la palatine & la macheliere.

Les trois externes font l'auriculaire, la temporale & la maxillaire poftérieure.

La carotide interne inférieure rampe tout le long de la face interne de la mâchoire inférieure , puis fe partage en deux branches, la fublinguale & la maxillaire. Cette derniere produit la buccinatrice, laquelle fe fubdivife en inférieure & en fupérieure. Voilà les principales divifions de l'aorte anté-rieure.

L'aorte poftérieure ou defcendante, fe continue le long des douze dernieres vertébres dorfales & des quatre ou cinq premieres lombaires. Pendant ce trajet, elle prend fucceffivement le nom de thoracale ou pectorale dans la poitrine, & celui d'abdominale dans l'abdomen.

Dans fon principe, l'aorte pectorale eft diftante du corps des vertébres, de près d'un demi-pied. Mais elle s'en ap-proche à mefure qu'elle s'éloigne du cœur. Avant fa fortie de la poitrine, elle fournit douze branches de chaque côté : chacune de ces branches fe di-vife en deux autres dont l'une enfile les trous de conjugaifon, & prend le nom d'épineufe, tandis que l'autre va ramper le long du bord poftérieur de la côte qui lui correfpond.

Afin de nous rendre plus clair dans le détail des branches que fournit l'aorte abdominale, nous la diviferons en trois parties & nous nommerons partie antérieure, celle qui touche au diaphragme au sortir de la poitrine; partie postérieure celle qui rampe sur les seconde, troisieme & quatrieme lombaires ; & partie moyenne, celle qui se trouve entre les deux autres.

L'aorte abdominale dans sa partie antérieure fournit le tronc céliaque, lequel se divise en quatre branches qui vont porter le sang à la rate, à l'estomac, au pancréas & au foie.

Dans sa partie moyenne, l'aorte abdominale fournit trois autres troncs ; la méfentérique antérieure, qui va au méfentére, à une partie des inteftins, & les deux émulgentes ou rénales, qui vont se ramifier dans les reins.

Enfin dans sa partie poftérieure, elle donne trois branches, la méfentérique poftérieure & les deux fpermatiques, lesquelles vont se terminer dans les tefticules, après avoir paffé dans les anneaux. Outre ces trois branches principales, l'aorte abdominale fournit encore fix petites branches de chaque côté, lesquelles se bifurquent en deux, les unes pour se diftribuer aux trous

de conjugaiſons des vertébres lombaires, les autres aux muſcles de l'abdomen.

Parvenue à la quatrieme ou cinquieme vertébre lombaire, l'aorte abdominale perd ſon nom, & ſe bifurque
en quatre groſſes branches, deux de
chaque côté, ſavoir : les illiaques externes & les illiaques internes. Abandon-
nons l'un des côtés, pour nous attacher
à l'autre, parce que leurs diviſions ſont
les mêmes.

L'illiaque interne rampe un peu
obliquement au-deſſous du corps de la
derniere lombaire, en s'écartant de l'os
ſacrum, & ſe portant ſur l'os *illium*,
à ſa jonction avec l'*iſchion*. Avant d'y
arriver, elle fournit trois branches, la
honteuſe interne, la ſacrée & la petite
illiaque.

La honteuſe interne ſe diviſe bien-
tôt en deux branches, dont l'une moins
conſidérable, va ſe diſtribuer à l'inteſtin
rectum & à la veſſie : l'autre en ſe jet-
tant un peu en arriere, rampe ſur la
face interne de l'*iſchion* pour aller ſe
diſtribuer aux veſſicules ſéminales, à

l'anus & aux muſcles des parties extérieures de la génération.

La ſacrée va en partie aux muſcles
de la queue & aux feſſiers, & fournit
une branche principale qui rampe au-
deſſous de l'os *ſacrum* , & va ſe terminer à l'extrêmité de la queue.

La petite illiaque ſe diſtribue dans
les muſcles feſſiers, après avoir croiſé
l'os *illium* & s'être porté ſous le contour
de ſon angle inférieur.

Reprenons le tronc principal, l'illiaque interne que nous avons laiſſé à la
jonction des os *illium* & *iſchion* ; parvenue à cet endroit, elle ſe partage en
deux branches dont l'une rampe en
devant du baſſin , & l'autre ſort en
dehors.

La premiere nommée obturatri-
ce , après avoir jetté des ramifications
ſans nombre , ſort par le trou ovalaire,
& va ſe diſtribuer dans les muſcles de
la cuiſſe.

La ſeconde nommée feſſiere , ſe perd
par trois ramifications principales dans
les muſcles des feſſes.

Maintenant l'illiaque externe que nous

avons abandonnée & qui nous reſte à décrire, perd ſon nom à ſa ſortie du baſſin, elle eſt nommée crurale, dès qu'elle a paſſé l'arcade de ce nom : mais avant d'y arriver, elle jette une branche remarquable, nommée grande illiaque, laquelle après s'être étendue ſur l'os *illium*, ſe diviſe en deux branches qui vont aux muſcles tranſverſes. Quelquefois ces branches partent directement de l'aorte, avant ſa bifurcation.

L'artère crurale, immédiatement après ſa ſortie du baſſin, fournit deux branches dont la plus conſidérable va ſe diſtribuer dans les muſcles de la cuiſſe, tandis que l'autre ſe bifurque pour fournir l'honteuſe externe & l'épigaſtrique.

L'honteuſe externe forme deux branches qui vont aux parties de la génération.

L'épigaſtrique donne des branches au muſcle droit, & va, comme nous l'avons déjà dit, en parlant de la thorachique, s'anaſtomoſer avec elle.

L'artère crurale continue ſa route le long de la partie latérale interne du fémur : arrivée vers ſa partie moyenne,

elle fe porte derriere cet os, pour paffer enfuite entre fes deux condiles , &
prendre le nom de tibiale antérieure ,
au-deffous de l'articulation. Pendant
qu'elle eft crurale , elle fournit cinq
groffes branches qui vont fe diftribuer
aux mufcles de la cuiffe.

La tibiale antérieure paffe entre le
tibia & le péroné, pour fe porter en
avant du tibia , & defcendre le long de
la face externe de ces os , jufqu'à
l'articulation du jarret où elle perd
fon nom. Mais en paffant fous le péroné , elle jette une branche nommée
tibiale poftérieure, qui, après avoir rampé derriere le tibia jufqu'au jarret , fe
divife en deux autres petites branches
qui fe perdent l'une dans la fubftance
du tibia , l'autre dans le canon.

A l'égard de la tibiale antérieure ,
elle fe divife en deux branches, vers
l'articulation du jarret. Nous ne fuivrons que la principale qui paffe par-
deffous le ligament latéral externe, pour
prendre le nom de canoniere , & fe
terminer comme à la jambe de devant.

La fituation des veines eft à-peu-près
la même que celles des artères. Mais

comme leur nombre eſt beaucoup plus
conſidérable , outre celles qui accompagnent les artères , il en eſt qui ſont
ſeules ; & ces dernieres ſe rencontrent
principalement à l'extérieur.

Relativement au cours du ſang , la
deſcription des veines exigeroit une
méthode toute oppoſée à celle que nous
venons de ſuivre dans celle des artères.
Les artères partent du cœur, & vont
en ſe ſubdiviſant continuellement juſqu'aux extrêmités : les veines au contraire, commencent par de très-petits
vaiſſeaux , dont la réunion ſucceſſive ſe
termine par deux gros troncs qui vont
ſe vuider dans le cœur. Cependant afin
de ne point nous embrouiller , nous
allons commencer notre deſcription par
les troncs principaux , & nous détail-
lerons enſuites les branches particulieres qui concourent à les former.

On diſtingue trois troncs veineux
principaux ; celui des veines pulmonaires qui rapportent le ſang qui a été diſtribué dans le poumon ; la veine porte,
qui en faiſant l'office d'artère par rapport au foie , y porte le ſang qu'elle a
reçu des différentes veines des inteſtins

& de la rate ; & la veine cave qui reçoit le fang de tout le refte de l'habitude du corps , par le moyen des veines particulieres à chaque partie qui
viennent s'y vuider, foit médiatement,
foit immédiatement. Nous ne décrirons que ce dernier tronc : les autres
trouveront leurs places dans la defcription des vifcéres à qui ils appartiennent.

La veine cave fe vuide dans l'oreillette droite du cœur. Elle eft en général de deux tiers plus groffe que l'artère aorte , & fe divife comme elle ,
en veine cave antérieure , & en veine
cave poftérieure.

La veine cave antérieure eft fituée
dans la poitrine. Elle eft plus groffe que
la poftérieure , & reçoit dans fa longueur , le fang de plufieurs petites veines, des coronaires du cœur , des thy-
miques , des torachiques , des cervicales, des dorfales , de la veine azigos

Cette veine azigos mérite une petite
defcription particuliere. Elle régne tout
le long des vertébres du dos , du côté
droit , ou hors le montoir , elle reçoit
le fang de prefque toutes les veines in-
tercoftales ; & après avoir croifé les

vertébres du dos, vers les trois premieres au-deſſus de la bifurcation des
principaux troncs du poumon, elle va
ſe décharger dans la veine cave, que
nous allons continuer de ſuivre.

Après avoir reçu les veines dont nous
venons de parler, la veine cave reçoit
à ſon extrémité antérieure, le ſang des
veines vertébrales qui paſſent par les
trous de conjugaiſons des vertébres du
col, & qui rapportent le ſang du cerveau,
elle reçoit de plus, le ſang de quatre
principaux troncs, dont deux nommés
jugulaires, viennent du col, & les deux
autres nommés axillaires, de chacune
des jambes de devant. Les veines jugulaires ont leur partie antérieure ſituée
au-deſſous de la peau. On les apperçoit à trois ou quatre travers de doigts,
au-deſſous de l'angle poſtérieur de la
mâchoire inférieure. Elles reçoivent le
ſang de trois branches principales qui
le rapportent de la tête. Enſuite les jugulaires étant parvenues vers la cinquieme vertébre cervicale, elles ſe rap-
prochent, s'enfoncent profondément
dans les parties charnues du col, &
vont ſe vuider dans la veine cave

antérieure. Pendant leur trajet dans le col, elles reçoivent plufieurs branches qui rapportent le fang de cette partie.

La veine axillaire du montoir (nous ne parlerons que d'un côté) , reçoit le fang de deux groffes veines , la brachiale interne & la brachiale externe. Celle-ci le reçoit des fcapulaires & de la veine des ars qui eft fituée en devant & au bas du poitrail , à côté de l'articulation de l'épaule avec le bras. Elle le reçoit encore de la radiale cutanée , de la mufculaire & de la moyenne , qui toutes rapportent le fang qui a été diftribué aux bras & aux parties voifines.

La brachiale interne reçoit le fang de la radiale , celle-ci de la canoniere , &c. c'eft-à-dire , que la continuation de la brachiale interne accompagne l'artere jufques dans le pied, & qu'elle change de nom à mefure qu'elle reçoit le fang du canon , du pâturon, de la couronne & du pied.

La veine cave antérieure reçoit encore derriere le cœur la veine diaphragmatique.

La veine cave poftérieure eft fituée dans

dans le bas-ventre, & s'étend depuis le diaphragme jufqu'à la quatrieme ou cinquieme vertébre lombaire.

Dans fon principe, elle eft fituée un peu à droite , & à quelque diftance de l'aorte ; mais elle s'en rapproche & finit par la toucher. Elle reçoit dans fa longueur les veines émulgentes ou rénales , les fpermatiques , celles des ovaires, les lombaires & les petites illiaques.

Parvenue à la cinquieme vertébre lombaire, la veine cave reçoit quatre troncs principaux , les deux grandes illiaques & les crurales, une de chaque côté.

Les illiaques reçoivent plufieurs petites branches qui accompagnent les artères du baffin.

Les crurales reçoivent le fang non-feulement de plufieurs veines affez groffes, répandues dans le corps de la cuiffe, mais encore de deux veines dont l'une eft défignée fous le nom de crurale interne, & l'autre fous celui de crurale externe.

Il eft inutile de décrire la crurale interne : elle rampe toujours à côté de l'artère crurale , & change de nom avec elle , jufqu'à ce que l'une & l'autre foient devenues pédiales.

La crurale externe rampe fous la peau , dans le plat du dedans de la cuiffe, & fe continue le long de la jambe , du jarret, du canon, &c. jufqu'au pied.

Des vaiffeaux limphatiques (*a*)..... De leur ftructure.... Ils viennent tous fe rendre dans le canal torachique, leur réfervoir commun..... Sentimens des Auteurs Anglois fur l'origine des vaiffeaux limphatiques...... Expériences d'*Haller* & du célébre *Kaauw* , pour

---

(*a*) Quoique l'Europe ait attribué leur découverte à *Bartholin* , *Rudbeck* eft le premier qui les ait vûs dans plufieurs animaux , & qui en ait donné des figures. *Fallope* a découvert ceux du foie.

Les vaiffeaux limphatiques fe rencontrent dans les quadrupédes à fang froid, dans les quadrupédes à fang chaud , dans les oifeaux, dans les poiffons. MM. *Hunter* & *Hewfon* ont fait la découverte du fyftême limphatique dans ces trois dernieres claffes d'animaux.

Dans les animaux à fang chaud, nous ne connoiffons encore que ceux du bas-ventre, de la poitrine & du col, les vaiffeaux limphatiques du cerveau , de la matrice, font inconnus & l'on n'a même que des indices fur ceux des extrêmités. Ces vaiffeaux étant infiniment moins conftants que les vaiffeaux rouges ; il eft prefqu'impoffible d'en donner une defcription qui conviennent à plufieurs fujets.

51

appuyer leur fentiment fur cette origine.

Des fécrétions. . . . . Des vaiffeaux ex-
créteurs & fécréteurs (*a*).

Des vifcéres en général... On a donné
ce nom à tout organe qui, par fa con-
ftitution, change en grande partie les
humeurs qui y font apportées. Parmi
les organes à qui cette définition convient en général , il en eft qui ont des
fonctions plus particulieres, & qui admettent des dénominations moins étendues : ceux, par exemple , dont les
fonctions auront pour objet la féparation d'une liqueur quelconque , ou la
fimple élaboration d'une liqueur déja
féparée, prendront le nom de glandes,
& ceux qui font deftinés à recevoir, à
élaborer la maffe alimentaire, recevront
celui d'inteftins.

Du cœur. (*b*). . . . . Defcription du

(*a*) Parmi toutes les hipothèfes fur la ftructure de
ces vaiffeaux, il n'en eft aucune de fatisfaifante : toutes paroiffent détruites par la facilité avec laquelle
l'ordre des fécrétions eft boulverfé dans certaines circonftances.

(*b*) Ce vifcére ou quelque chofe d'analogue , fe
rencontre dans tous les animaux doués de vaiffeaux

péricarde , fac membraneux qui enveloppe le cœur.... Obfervation fur la
férofité répandue entre le péricarde &
le cœur.... Defcription du cœur.... De
l'oreillette droite...... Du ventricule
droit. ... De l'oreillette & ventricule
gauche.... Des poumons (a)... Defcrip-
tions des poumons.

---

des deux genres : mais il ne paroît point décidé que
les autres animaux ayent un cœur : fi l'on trouve
dans la chenille, la mouche , le fcarabée & dans la
plus grande partie des infectes ; un vaiffeau cilindrique refferré par des brides, d'efpace en efpace, &
dans lequel le fang fe porte de la queue à la tête ,
dans la crifalide , & de la tête à la queue dans le pa-
pillon , parmi les polipes & parmi plufieurs autres
animaux de la claffe marine , il en eft de plus gros
que nos petits poiffons, tels que les holoturies, où
l'on ne rencontre rien de femblable au cœur: le cœur
n'eft donc point le caractere diftinctif de l'animal ;
c'eft l'inteftin, comme on le prouvera, qui conftitue
cette claffe d'être.

(a) Les quadrupédes à fang chaud & à fang froid,
les cétacées & les oifeaux ont des poumons, les infectes & un grand nombre de poiffons n'en ont pas.

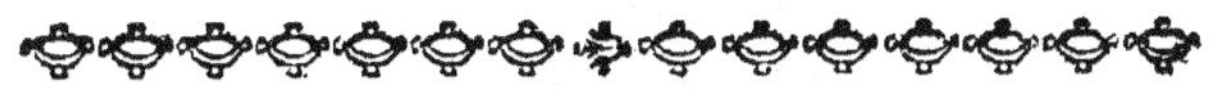

CINQUIEME SÉANCE.

Des glandes en général.. Des glandes conglobées..... Leur ftructure.... Leur ufage fe réduit à élaborer une liqueur déjà féparée.... Ces glandes font auffi nommées limphatiques, & font prefque entiérement compofées de vaiffeaux de ce genre... Des glandes conglomérées... Leur ftructure a été le fujet d'une guerre anatomique (*a*).

(*a*) *Malpighi* crût appercevoir des follicules (membrane qui renferme une cavité d'où part un conduit excréteur) dans ces glandes , & regarda comme telles , tous leurs petits grains glanduleux : cette hipotéfe gagna toute l'Europe , & eut pour défenfeurs de grands hommes *Boerrhaawe* & *Morgani*; *Edmond King* eft le premier qui , en 1666 , enfeigna la ftructure vafculaire des glandes. *Néhémie Grew* adopta le fentiment de *King*; mais c'eft à *Ruifch* que nous devons la lumiere qui nous éclaire : il publia en 1696, que tous les grains glanduleux n'étoient qu'un tiffu de vaiffeaux.

Mais avant de détruire l'hipothéfe des follicules , *Ruifch* eut bien des obftacles à vaincre. Sorti d'une boutique d'apothicaire, ne jouiffant d'aucun des avantages que procurent les belles-lettres , il n'eut pour lui qu'un travail affidu & une expérience fupérieure à tous les anatomiftes. La quantité de cadavres qu'il

Sentiment d'*Haller* fur les nerfs des glandes (*a*)... Des glandes conglomérées de la poitrine..... Des glandes bronchiques.... Du thymus.... Cette glande eft très-confidérable dans le poulain ; elle s'affaiffe & difparoît, pour ainfi dire, dans le cheval (*b*).

------

a préparés, eft incroyable : jamais homme n'a autant difféqué, il y employa au-delà de foixante-dix ans, & excella fur-tout dans l'art de l'injeétion.

Il entra en lice, avec *Boerrhaawe*, défenfeur de *Malpighi* : mais celui-ci avoit pour lui l'éloquence, l'ordre dans le difcours, l'art fupérieur de rapprocher des faits épars, pour étayer une thèfe qu'un feul de ces faits auroit mal foutenu, l'art enfin de réunir des probabilités dont la fomme, grace à fes foins, paroiffoit certitude.

Ruifch retranché derriere fon favoir, propofoit mal ce qu'il entendoit parfaitement bien, il fe répétoit : il ennuyoit en difant la vérité.

Mais enfin la théorie vint à l'appui de l'anatomie, & démontra le vice des follicules, dans la fécrétion des humeurs fluides & aqueufes, & l'Europe entiere abandonna l'hipothèfe défendue par l'éloquence, pour embraffer la vérité que le bon fens lui offroit fans ornement.

(*a*) Ces nerfs paroiffent nombreux au premier coup d'œil ; mais en les examinant de près, l'on voit qu'ils ne font que paffer, & qu'à peine il s'en trouve de propres à la glande.

(*b*) Il feroit fingulier que le thymus & les reins fuccinturiaux qui dans tous les animaux, s'oblitèrent avec l'âge, fuppléaffent dans les jeunes fujets aux fonétions de parties qui ne font point encore déve-loppées, telles que les parties de la génération ; lorf-que celles-ci font parvenues à leur perfeétion, les

Des glandes conglomérées du bas—
ventre.... Du foie... Des vers qui fe rencontrent dans le canal cholédoque , &
dont la figure eft affez femblable à celle
d'une limande ou d'un cerf-volant... Ces
vers nommés *douves*, font les mêmes
que ceux qui fe rencontrent dans les
animaux ruminans, principalement dans
la brebis, & que M. de *Chalette* a décrit
le premier (*a*).

De la rate.... Sentimens de quelques
auteurs fur fes ufages.... Du pancréas....
Defcription des vers qui fe rencontrent
dans le canal pancréatique , & dont
perfonne n'avoit parlé avant M. *de*

---

autres paroiffent devenir inutiles & commencent à
diminuer de volume. Au refte cette conjecture n'eft
fondée que fur des préfomptions très-vagues.

(*a*) M. *Linneus*, (en parlant de ces vers qu'il
nomme *fafciola hepatica*) & des autres efpéces répandues dans les parties animales , prétend que l'œuf, le
germe de ces vers, a paffé dans le corps, foit avec les
alimens, foit avec les eaux dont l'animal s'eft abreuvé.
Son affertion fouffre quelques objections : il paroît
conftant que la plus grande partie des vers trouvés
dans les animaux, n'ont point leurs femblables fur la
terre, ni dans les eaux, le *ténia*, la *douve*, &c. n'ont
jamais été rencontrés nulle part, comment fe peut-il
donc que le cheval, ou tout autre animal, reçoive avec
les alimens le principe vermineux, puifque les efpéces
qu'il offre dans la diffection, n'exiftent que dans lui ?

Lafoſſe.... Des reins & des uretères....
Des calculs qui ſe forment dans les
reins.... Des reins ſuccinturiaux ou cap-
ſules atrabilaires.... De la veſſie.... Des
pierres de la veſſie : M. *de Lafoſſe* en conſerve de groſſes comme une bouteille...
Des inteſtins (*a*).... Diviſion du canal

(*a*) Nous avons en général aſſigné ce nom au
canal , dans lequel l'aliment eſt reçu , élaboré , &
de-là diſtribué dans tout le ſyſtême animal : d'après
cette définition , l'inteſtin eſt la partie la plus eſſentielle à la vitalité ; auſſi ſe rencontre-t-elle généralement dans tous les êtres du genre animal : le polipe
eſt ſans cœur , ſans nerf , mais il eſt creux ; c'eſt un
inteſtin animé.

Dans un ſens plus reſſerré , l'inteſtin n'eſt que la
partie du canal alimentaire qui tient à ſon extrêmité ,
qui eſt cilindrique & plus étroite que la partie qu'on
nomme eſtomac.

Dans les inſectes & les quadrupédes à ſang froid ,
l'eſtomac n'a gueres d'autre marque diſtinctive que
l'élargiſſement du canal dont la partie la plus étroite
eſt appellée inteſtin.

Il eſt mieux marqué dans le quadrupéde à ſang
chaud & dans l'homme.

Dans les animaux les plus ſimples , l'inteſtin eſt
de la même longueur que le corps , tels ſont ſans
doute les polipes. Dans les animaux plus compo-
ſés , il a des plis & des anfractuoſités qui l'allon-
gent : il eſt généralement fort court dans les inſectes
& les poiſſons ; il eſt un peu plus long dans les oiſeaux ; il eſt triple & même quadruple de la longueur
dans les animaux carnivores , ſextuple dans l'homme ,
& extrêmement long dans les animaux herbivores ,

intestinal.... Description de l'œsophage & de l'estomac.... Observation sur les causes qui concourent à empêcher le cheval de vomir.... Cette disposition de l'estomac, est la cause des ruptures qu'il éprouve.... Description du *duodenum*, premier intestin grêle... Du *jejunum*..., De l'*illéon*.... Description du *cæcum*, premier des gros intestins, & observation sur sa valvule...., Description du *colon* & du *rectum*.... Remarque sur le peu d'efficacité de la plûpart des lavemens ordinaires, par la raison que la liqueur injectée est à peine suffisante pour délayer les matières contenues dans le *rectum* : il faut absolument donner plusieurs lavemens de suite, ou avoir une seringue de quatre pintes au moins, si l'on veut que le lavement fasse un certain effet.... Des pierres formées dans les intestins, & de leurs différentes es-

---

sur-tout dans les ruminans & la raison en est bien simple, les végétaux contenant beaucoup moins de parties nutritives, que les chairs des animaux, les viscéres destinés à séparer ces parties nutritives, doivent être beaucoup plus longs & plus amples dans les herbivores, afin que ces alimens y séjournent plus long-tems, & qu'il en soit extrait tout ce qu'ils contiennent de propre à la nourriture.

péces.... Des bezoards.... des égagro-
piles.... Des vers qui fe rencontrent
dans l'eftomac..... De ceux produit
par une mouche nommée par Linneus
Oeftrus ani æquorum... Obfervations fur
ces vers & fur ceux que *Linneus* appelle *Afcaris vermicularis*, qui fe rencontrent dans les inteftins, & que M.
de Lafoffe a diffléqué.... De l'*épiploon*
ou la coëffe.

De l'irritabilité des inteftins.... La
plûpart des coliques n'ont pour caufe
que cette irritabilité portée au dernier
degré par un ftimulus renfermé dans les
inteftins, tel que l'air, &c... Du mouvement qui eft la fuite de la contraction fucceffive d'un ou plufieurs anneaux de l'inteftin.... Defcription de ce
mouvement nommé périftaltique. ..
Du mouvement antipériftaltique....
Du *volvulus* ou *intus-fuception* des
inteftins..... Vîteffe du mouvement
périftaltique (*a*).

(*a*) Elle eft très-confidérable dans les oifeaux,
& fur-tout dans les canards; un peu moins dans les
herbivores, & beaucoup plus lente dans les carnivores où toutes les fubftances graiffeufes contribuent à
la retarder.

SIXIEME SÉANCE.

LE mouvement du cœur, premier
moteur des fonctions animales (*a*)....
Ce mouvement a pour agent la dilatation & la contraction alternative des
embouchures des veines cave & pulmonaire , celle des oreillettes droite
& gauche , & celle des ventricules
correspondans.... Ordre de dilatation
& de contraction, conftamment fuivi
dans l'état de fanté.... Maniere dont
l'extrême foibleffe où les approches de
la mort troublent ce mouvement.....
Vîteffe & promptitude avec laquelle
s'exécute ce mouvement..... Force extraordinaire de ce mouvement.... Expérience de *Keil*, de *Jurin*, de *Haller*,
& fur tout de *Borelli*, fur cette force
évaluée par ce dernier à beaucoup plus

(*a*) Il eft le véritable principe de la vie dans tous
les animaux qui en font doués, & fi après fa féparation du corps, la machine conferve encore plus ou
moins long-tems, l'apparence du mouvement & de la
vie, c'eft un refte de la fecouffe qu'il avoit imprimé
& dont l'effet fe propage même après lui.

de cent mille livres.... Combien il eſt aiſé de prouver que cette force eſt prodigieuſe, en prenant l'homme pour objet de comparaiſon (*a*). Réflexions ſur cette force.

La prérogative de produire un mou‧

(*a*) A toutes les pulſations du cœur , toutes les artères du corps humain s'élévent : elles dilatent ſans exception, toutes les parties en même‑tems, puiſqu'elles s'étendent par-tout.

Le cœur en chaſſant le ſang, eſt le ſeul moteur de ce mouvement ; car on le ſupprime ſur le champ , en arrachant le cœur, ou en liant l'artère aorte.

Le cœur ſurmonte donc le poids de l'athmoſphere qui preſſe ſur toute la ſurface du corps ; comme cette ſurface eſt d'environ quinze pieds , ce poids , ſelon les loix de la phyſique, eſt équivalent à celui de quinze fois trente-trois pieds d'eau ou de trente & quelques mille livres. Ce n'eſt pas tout : qu'on place une perſonne ſur un genou, quoique ce poids nous paroiſſe ſouvent auſſi léger qu'agréable, il eſt au moins de cent livres, & cependant il eſt élevé & rabaiſſé à chaque pulſation du cœur , par une petite artère qui ne reçoit qu'une très-petite portion du ſang, & qui n'eſt donc qu'une foible eſquiſſe de l'effet que fait le cœur, puiſque dans l'inſtant où elle s'élevoit, toutes les artères du corps étoient également dilatées.

Il eſt étonnant ſans doute qu'un auſſi petit organe produiſe un mouvement auſſi fort : mais on doit s'accoutumer à ces merveilles, quand on a vû les muſcles de la mâchoire, caſſer des noyaux qui demandoient trois cents livres pour être écraſés ; & que l'on ſe rappelle la force prodigieuſe des convulſions. On a vû pluſieurs perſonnes très-robuſtes , hors d'état de

vement très - vif , étoit abfolument
néceffaire dans le cœur , puifqu'il eft
l'unique moteur de la machine animale , on a voulu lui agréger des af-
fociés , tel que la force contractive des
artères , l'ofcillation des vaiffeaux capillaires , l'air , la chaleur , &c.... Preuves qui détruifent chacune de ces affer-
tions.... Le principe de la force méca-
nique du cœur , fe trouve en partie
dans fa ftructure , dans la texture de
fes fibres , formant des arcs en tout
fens ; à l'égard de la caufe qui met en
jeu cette force, on eft obligé, d'en revenir à ce que nous avons dit fur l'extrême irritabilité de ce vifcere & la préfence toujours conftante du ftimulus
fanguin : tous les raifonnemens qui veulent l'attribuer à l'ame ou aux nerfs,
ne peuvent réfifter à l'expérience &
aux faits anatomiques qui les combat-

---

contenir la force des mufcles irrités qui courboient
le corps en arc.

Cette force eft l'effet de l'irritation que paroît mettre en mouvement un fluide moteur : & l'on fait de
quoi eft capable le fluide électrique , l'air enfermé
dans le nître échauffé , & la chaux fulminante de l'or ;
les effets de l'irritation, font comme ceux de la poudre
à canon, hors de toutes proportions , avec les caufes
vifibles dont ils paroiffent être l'effet.

tent de la maniere la plus victorieu-
se (*a*).

Du sang & de sa qualité.... Raison pour laquelle le sang veineux est plus noir que cellui des artères, tirée de M. *Senac*.... La couleur rouge du sang ne paroît être qu'un jaune exalté.... Expérience de *Davies* & d'*Haller* pour le prouver.... Parmi les couleurs, du sang,

---

(*a*) Plusieurs animaux ont été soumis à l'expérience : on leur a arraché le cœur : ceux à sang froid ont vêcu & long-tems vêcu, après cette cruelle opération : ils ont regardé, sauté, marché & donné toutes les marques de volontés dont ils étoient susceptibles. Dans nos cuisines, les tanches & les anguilles nous offrent journellement ces faits. Dans l'homme, l'ame continue ses fonctions, après qu'on lui a arraché le cœur. Un des malheureux qui avoit trempé dans la conjuration des poudres, a continué de prier. Un autre a encore proféré quelques paroles, en regardant & en tenant dans sa main son cœur palpitant que le bourreau venoit de lui arracher. Enfin les maladies du cœur, n'affectent point l'ame. Le célébre *Haller* dit avoir vû & traité un jeune homme qui avoit conservé toutes les fonctions de l'ame, avec un cœur rongé par des ulceres.

D'un autre côté, le cœur séparé du corps, & conséquemment soustrait de l'empire de l'ame, continue ses battemens, sur-tout dans les animaux à sang froid. Donc le cœur a une source de mouvement qui ne tient point à l'ame puisqu'elle agit sans lui, & que réciproquement il peut agir sans elle, si on lui fournit un stimulus, après qu'il est arraché du corps d'un animal quelconque.

on doit compter la blancheur.... Détail fur les changemens qu'éprouve le fang, lorfqu'il a perdu fon mouvement, ou qu'il eft tiré de fes vaiffeaux.... Réflexions fur les polipes... La partie rouge du fang, eft compofée de globules que le microfcope a démontré à *Malpighi* & fur-tout à *Leuwenhœck* qui les a fuivi davantage (*a*)... Parmi les élémens du fang, les anciens & fur-tout *Ariftote* admettoient les fibres que préfente fon *coagulum*..... *Borelli* eft le premier qui ait réfuté cette erreur ; *Boerrhaave* & d'autres grands hommes l'ont fuivi... Parmi les principes conftituans du fang, la chaleur eft celui qui s'en échappe le premier.... D'après les expériences de *Martine*, de *Derham*, &c. La chaleur

---

(*a*) La figure de ces globules fut long-tems difputée ; mais les expériences d'*Haller* ont ramené le plus grand nombre à fon fentiment, & l'on convient affez généralement, qu'ils font fphériques ; que leur diametre eft d'environ un cinq millieme de pouce ; qu'ils ne font point un fimple amas de globules divifibles à l'infini, comme ceux du mercure, mais qu'ils font circonfcrits, terminés & folides. Il eft encore incertain fi ils font élaftiques, les Auteurs qui les ont fuppofé pleins d'air, n'avoient pas réfléchi ; qu'ils font d'environ un onzieme plus pefants que l'eau.

animale eſt environ de vingt-neuf à trente degrés de Réaumur ; & elle ne va point au-de-là de trente-cinq, ſans danger pour la vie, excepté dans certains oiſeaux. (*a*).... La chaleur du ſang

a

(*a*) Le ſang eſt même ſi peu ſuſceptible de prendre un degré de chaleur ſupérieur, que dans une athmoſphère infiniment plus chaude, il reſte au-deſſous de ce degré. Dans les bains de *Finlande*, l'eau eſt à ſoixante degrés de chaleur, & le ſang reſte à trente-deux.

Une chaleur humide auſſi conſidérable, incommode vivement : le viſage pâlit ; un ſentiment déſagréable ſe fait ſentir au bout des doigts ; & l'on périroit infailliblement, ſi l'on s'opiniâtroit à reſter dans une eau thermale auſſi chaude, on peut cependant y réſiſter, & même aller au-de-là. MM. *Duhamel* & *Tillet* ont vû dans une étuve, une ſervante ſoutenir une chaleur ſupérieure à l'eau bouillante : & les étuves *ruſſes* vont à ſoixante-ſeize degrés de Réaumur.

On ſoutient beaucoup mieux la chaleur ſéche que la chaleur humide : & l'homme vit ſans un danger preſſant, dans une athmoſphère infiniment ſupérieure par la chaleur, à celle de ſon ſang. La chaleur du *Sénégal* & de quelques contrées de la *Zone torride*, eſt de ſoixante degrés de Réaumur. Dans ces énormes chaleurs, il périt bien du monde, il eſt vrai, mais le peuple travaille, voyage & ſurvit.

C'eſt une conſtance qui a étonné : le même homme peut vivre dans les régions glacées de la *Laponie* où le froid a été juſqu'à trente-cinq degrés de Réaumur, au-deſſous de la glace, & dans les climats brûlans du *Sénégal*, où la chaleur eſt montée juſqu'à ſoixante degrés au-deſſus : ce qui fait une échelle de

quatre-vingt-quinze

a cela de particulier, qu'elle ne monte
jamais au-de-là d'un degré fixe & mé-
diocre; & cette chaleur a de plus l propriété de fe produire très-aifén ent dan;
une athmofphère infiniment froide( ).

---

quatre-vingt-quinze degrés, dans laquelle la vie de
l'homme peut fubfifter : échelle qui paffe de beaucoup celle de l'eau froide à l'eau bouillante. Après
ces expériences, plaignons-nous de notre fragilité &
de notre foiblefle.

(*a*) C'eft-à-dire, que, dans les froids rigoureux du
Spitzberg & de la nouvelle *Zamble*, les caufes intérieures de la chaleur produifent aifément foixante
degrés au-deffus de la chaleur de l'athmofphere; mais
qu'arrivée à un certain point, cette chaleur animale
n'augmente plus, même dans une athmofphere de
beaucoup fupérieure à fon degré.

A l'égard des caufes intérieures de cette chaleur,
il ne faut point la chercher dans une fermentation intérieure : tout nous prouve qu'elle eft la fuite de l'action mufculaire. C'eft par le mouvement que fe donnent les chaffeurs de la *Sibérie*, qu'ils regagnent &
fe confervent les vingt-neuf degrés de chaleur né-
ceffaires à la vie, qu'une athmofphere glaciale leur ôte
continuellement.

Un homme expofé aux froids d'un hiver rude, &
qui s'abandonne aux douceurs du fommeil, perd
bien-tôt toute la chaleur que fon fang avoit de plus
que l'air qui l'environne, ce même homme réveillé
à tems, & encouragé à marcher fortement, reprend
bien-tôt la chaleur qu'il avoit perdue. Cependant il
n'a fait qu'agiter fes mufcles, & n'a ajouté à fon fang,
ni ferment, ni matiere putride.

Malgré l'autorité de ces faits, il eft encore bien
des objeétions contre cette théorie, mais nous ne
nous amuferons pas à les détailler.

E

De l'élément volatil du fang.... Défaut de l'analife par le feu, lorfqu'on
veut obtenir les différentes fubftances
qui compofent le fang ... De la terre
ferrugineufe que fourniffent les globules
rouges du fang (a). Des autres fubftances fournies par l'analife & deftination
de chacun de ces produits, dans la marche des fécrétions.... Plus un animal
eft robufte, plus fon fang contient de
globules rouges.... Dans les animaux
foibles, le contraire a lieu .... Sentimens des anciens fur l'influence des
fluides fur les tempéramens.... Sentimens d'*Haller* qui attribue aux folides,

----

(*a*) Après l'analife du fang par le feu, fi l'on ap-
proche de l'aimant de la terre calcinée qui refte au
fond du vaiffeau, cet aimant fe trouve bien-tôt chargé
d'une infinité de petites portions terreufes ; fi l'on
raffemble ces particules attirées & qu'on y ajoute du
phlogiftique en les foufflant avec la lampe fur du char-
bon, alors elles fe réuniffent, & donnent du fer en
globule.

Cette terre ferrugineufé eft entierement fournie
par la partie rouge, les liqueurs albumineufes n'en
donnent jamais, & c'eft cette propriété des globules,
qui a fait conjecturer que leur rougeur pourroit bien
venir du fer dont la couleur rouge fe manifefte dans
la pierre hématite, le colcothar, les tuilles, la rouil-
le, &c. d'ailleurs les liqueurs martiales, prifes en médecine, ajoutent vifiblement à la couleur du fang.

comme moins variables, ce que les anciens avoient recherchés dans les fluides.

Des mouvemens du sang (*a*).... Raisons qui devroient retarder la vîtesse du sang dans les dernieres ramifications (*b*).... Sentimens de nos plus

---

(*a*) Dans tous les animaux à sang froid & à sang chaud, les globules du sang se meuvent avec rapidité, d'un mouvement uniforme & réglé, ils avancent par l'axe des vaisseaux, & par des lignes parallelés à l'axe, sans jamais se mêler : chaque globule suit la direction qui lui est propre, sans choquer celle qui s'avance sur une ligne parallele : la vîtesse de ce mouvement est considérable ; l'œil, armé d'une loupe, a peine à le suivre : on a tenté de l'évaluer ; il paroît d'après les expériences, que cette vîtesse va à cinquante pieds par minute, au sortir du cœur, mais cette vîtesse n'est pas égale dans toute la colonne sanguine, les globules qui suivent l'axe du vaisseau, ont une supériorité de vîtesse bien visible.

(*b*) De très-habiles Mathématiciens, après avoir examiné les obstacles multipliés qui doivent s'opposer à la vîtesse du sang, à mesure qu'il s'éloigne du cœur, ont crû pouvoir affirmer que cette vîtesse, dans les dernieres ramifications des artères, ne devoit être à celle du sang, à sa sortie du cœur, que comme 1 est à 5000. Il est dommage que le résultat de ces calculs ingénieux ; & démontrés presque géométriquement, s'accorde si peu avec ce que nous offre la nature.

Des expériences réitérées ont prouvé que le sang ne perd que peu de sa vîtesse, en passant du tronc dans les branches & des branches dans les vaisseaux grands Phifiologiftes, fur ce qui peut diminuer cette retardation, tandis que tout femble concourir à la rendre extrême..... Du mouvement de fiftole & de diaftole, & de fes effets.... Du pouls.... De la force de la dériva-

---

capillaires. Le Baron d'*Haller* a vu de très-petites artères fournir un jet auffi élevé que celui qu'on a affigné à Montpellier, au fang de la carotide.

Le même *Haller* a vû (non fans une extrême furprife) dans le fang des vaiffeaux capillaires) où les globules fe fuivent un à un) une vîteffe prefque égale à celle des gros troncs. Il a vû de petites veines capillaires, pliées, divifées par des anaftomofes, former un réfeau que le fang parcouroit avec une rapidité que l'œil avoit peine à fuivre. Auffi ne craint-il point d'affirmer avec M. *Spalanzani*, que non-feulement la vîteffe du fang des dernieres artèrioles, eft prefqu'égale (dans les animaux vigoureux,) à celle des groffes artères ; mais encore que cette vîteffe exifte même dans le fang des veines.

Mais fi dans un animal robufte la vîteffe avec laquelle le fang fe meut , ne nous permet point d'appercevoir une inégalité fenfible entre la vîteffe de l'ondée fortie la derniere du cœur, & la vîteffe de l'ondée qui la précéde, cette inégalité eft très-vifible dans l'animal affoibli ou mourant ; on diftingue aifément, alors, la fupériorité de la vîteffe qu'a cette derniere ondée , fur celle qui la précéde, & l'on diftingue même la fecouffe qu'elle lui donne : d'ailleurs il eft prouvé que le mouvement commence toujours à fe perdre dans les vaiffeaux les plus éloignés du cœur. Donc le mouvement s'altère dans les dernieres ramifications des artères.

tion (*a*)..... Divers phénomenes que préfente cette force finguliere, qui agit fur les artères & fur les veines, mais moins dans ces dernieres.... Obfervations fur la faignée & les effets qu'elle doit produire (*b*).... La force de la dérivation agit même après qu'on a arraché le cœur.... Du mouvement artèriel..... Du frottement des globules..... Ce frottement eft la caufe de la chaleur..... Exemples qui ont rapport à cette affertion.... De l'attraction des globules entr'eux.... De l'air fixe contenu entre les parties conftituantes du fang.... Phénomenes que préfente cet air, lorfqu'il vient à fe dégager dans les cadavres..... Obfervations fur les fymptômes qui précédent & qui annoncent que le fang va perdre fon mouvement, que la machine va s'éteindre... Du mouvement du fang veineux, prefque généralement oublié dans tous les

---

(*a*) Si l'on ouvre un vaiffeau, il fe forme fur le champ deux torrens de direction oppofée, & le fang vient fe précipiter dans la bleffure, & depuis le tronc de l'artère, & depuis les branches.

(*b*) La faignée d'une artère devroit être indiquée dans tous les cas où il faut rappeller la circulation éteinte ou prefqu'éteinte.

traités de Phyſiologie , excepté dans celui d'*Haller*.

Des ſécrétions & des différentes humeurs qui en font l'objet.... Nouvelle maniere de claſſer les humeurs d'après leurs qualités naturelles (*a*)... Obſervations ſur chacune des ſécrétions particulieres à tel ou tel organe , & ſur les principes qui les compoſent... Syſtême d'*Haller* ſur l'ordre des ſécrétions.

De la digeſtion... De la chilification... De la circulation : cette découverte eſt attribuée à *Harvey* , Médecin Anglois (*b*).... De la transfuſion.

____

(*a*) Cette méthode eſt préférable à celle de pluſieurs Auteurs qui ont coutume de claſſer les humeurs d'après des hipothèſes très-douteuſes & très-diſputées , en accordant aux unes la faculté de rentrer dans la maſſe du ſang , en reléguant les autres au rang des excrémens , & en admettant une troiſieme claſſe mixte , réuniſſant les deux caracteres.

(*b*) Cet honneur lui eſt diſputé. *Janſon d'Almerovum* , dans un traité ſur les inventions nouvelles , imprimé en 1684, ſemble prouver que la circulation étoit connue d'*Hippocrate*. D'autres ont dit que *Platon* & *Ariſtote* la connoiſſoient ; que les Chinois l'avoient annoncée 400 ans avant qu'on en parlât en Europe. On aſſure auſſi que *Fra-Paolo-Sarpi* , fameux Vénitien , la découvrit le premier ; mais que n'oſant l'annoncer de peur de l'inquiſition , il ſe contenta d'en parler à *Fabrice d'Aquapendente* , lequel la démontra à *Harvey* qui avoit étudié ſous lui à *Padoue*; & que ce dernier , ſe moquant de l'inquiſition , la publia en Angleterre.

SEPTIEME SÉANCE.

D U crâne ou ventre fupérieur... De ces différentes régions & des os qui le compofent, (*Voyez l'abrégé d'Hippiatrique ci - après*), détails fur la conformation, les éminences & cavités de ces os.... L'ufage du crâne eft de renfermer la cervelle.... De la cervelle (*a*)...

(*a*) Les trois parties de la cervelle fe rencontrent chez prefque tous les animaux, mais avec une gradation continuelle; depuis l'homme dont le cerveau eft plus grand & plus compofé, jufqu'aux infeétes, il diminue continuellement. Les oifeaux l'ont plus grand que les quadrupédes, & ceux-ci infiniment plus grand que les poiffons.

Dans les infeétes, ce ne font que deux petits tubercules, dans lefquels fe termine la moëlle de l'épine.

Quelques coquillages & animaux marins n'ayant point de tête, ne peuvent avoir de cerveau : ils ont cependant une efpéce de moëlle épiniere, comme le liévre marin. Mais il eft d'autres petits animaux aquatiques qui n'en ont aucun veftige, comme les polipes, les orties, les étoiles & les animaux microfcopiques.

Nous venons de dire que l'homme a le cerveau plus vafte que tous les animaux : cela n'eft pas exactement vrai, & fouffre des exceptions. Le cerveau du finge, eft au poids du corps entier, comme 1 eft à 24. Il eft encore de petits oifeaux dont le cerveau eft au poids de tout le corps, comme 1 eft à 27.

Les membranes qui enveloppent la cervelle, ont en général reçu le nom de meninges : on en diftingue trois, la dure-mere, la pie-mere & l'arachnoïde.... Defcription de la dure-mere..... Elle eft cette membrane que l'on apperçoit d'abord en levant la calotte du crâne.... C'eft la plus forte de toutes...

Dans l'homme cette proportion varie felon l'âge : elle eft dans l'enfant de fix ans, comme 1 eft à 22 : mais dans l'adulte, comme 1 eft à 25, & même dans certains fujets, comme 1 eft à 30.

La difficulté de fixer cette proportion dans l'homme, vient de ce qu'il eft plus ou moins gras ; & comme cette graiffe n'eft qu'accidentelle, on ne peut gueres la compter comme faifant partie des folides du corps humain.

La fubftance du cerveau eft plus péfante que l'eau, quoiqu'elle renferme beaucoup d'huile. On a obfervé qu'elle devient plus légere avec l'âge, & qu'elle eft très-légere dans les fous.

Dans l'homme le cerveau a une figure ovale fort épaiffe. Dans les poiffons, il eft très-applati ; il n'a qu'une petite hauteur, & il lui manque plufieurs des parties qu'il a dans l'homme. Les oifeaux l'ont plus compofé, mais il conferve des reffemblances confidérables avec le cerveau des poiffons, comme la cavité particuliere des couches optiques & le défaut des corps calleux. Les quadrupédes en général, l'ont plus reffemblant à celui de l'homme. Il eft furprenant qu'il en differe davantage dans le chien, qui paroît être un des quadrupédes le plus intelligent. Le chien n'a point de glande pinéale.

De ſes duplicatures connues ſous le nom de faulx & de tentes du cervelet... Des ſinus ou réſervoirs où vient ſe rendre le ſang des veines.... Nous en diſtinguerons trois principaux, le longitudinal & deux latéraux.... De la piemere, ſa deſcription.... Son uſage.... De l'arachnoïde... Diviſion de la cervelle en trois parties, le cerveau, le cervelet & la moëlle allongée.... Deſcription de chacune de ces parties... De la moëlle épiniere, qui n'eſt que la continuation de la moëlle allongée... Pluſieurs Phyſiologiſtes placent dans la cervelle, le ſiége de l'ame.... Raiſons qui ſemblent prouver cette aſſertion... Expériences d'*Haller*, pour déterminer quelle eſt la partie de la cervelle où réſide l'ame ou le ſentiment.... Réſultats de ces expériences, en faveur de la moëlle allongée.

Des nerfs (*a*).... Obſervation ſur le mot *nerf* qui a été & qui eſt encore de nos jours appliqué à des ſubſtances

____

(*a*) Les animaux qui n'ont point de cerveau ni de moëlle épiniere, ne peuvent avoir de nerfs; les polipes, les zoophites en ſont dépourvus.

toutes différentes (*a*).... Les nerfs font conftamment applatis, c'eft ce qui les diftingue des artères ; ils font blancs & ne font jamais fimples : chaque nerf vifible eft un paquet de cordons médullaires, enveloppés par la pie-mere, & réunis par une cellulofité. Cette ftructure eft furtout vifible dans le nerf optique des poiffons.... L'intérieur des nerfs, leur partie effentielle eft la moëlle.... La feconde partie des nerfs, eft leur enveloppe (*b*)..... Certains auteurs ont

---

(*a*) Non-feulement les anciens ont donné le nom de *nerf*, aux ligamens & aux tendons, mais aux mufcles même. *Celfe* prend très-fouvent le nom de *nerf* en ce fens : *Ariftote* appelle *nerf* les cordons tendineux des valvules du cœur. De nos jours, nous entendons prefque toujours appeller *nerfs* les tendons ; nous difons, en parlant de la jambe d'un cheval, il a le *nerf* bien détaché, au-lieu de dire le tendon.

(*b* . *Galien* avoit crû que les nerfs étoient recouverts par une enveloppe générale que leur fourniffoit la dure-mere. Cette opinion s'eft confervée même de nos jours, & en a entraîné d'autres que l'anatomie détruit & qui ne peuvent réfifter à l'œil & au fcapel. Il feroit trop long de détailler tout ce qui fert à prouver que la dure-mere abandonne le nerf à fa fortie du crâne, pour fe replier & s'unir au péricrâne. Le nerf optique eft le feul qui arrive à fa deftination dans une enveloppe formée par la lame intérieure de la dure-mere.

donné de l'élasticité aux nerfs ; les ont regardés comme des cordes vibrantes, les ont fait contractibles, & ont transporté dans la pathologie & la pratique, toutes ces erreurs.... Expériences très-simples, qui prouvent que le nerf n'a aucune de ces propriétés... Il est encore incertain si les filets médullaires des nerfs font des tuyaux, ou s'ils font solides, ou du moins remplis d'une cellulosité poreuse comme des roseaux..... Des Auteurs modernes n'ont pas balancé de prononcer en faveur des tuyaux, & ont cité leurs expériences, mais *Haller*, même en se décidant & en appuyant par d'excellentes raisons, l'hipothèse des tuyaux, ne peut s'empêcher de montrer que les expériences ont été mal faites, ou du moins que leurs résultats ont été mal saisis.... Différences singulieres qu'offrent les nerfs & les artères dans la suite de leurs ramifications.... Les plus gros nerfs vont aux organes des sens, ceux qui vont aux muscles font moins considérables ; les plus petits appartiennent aux viscères : c'est absolument le contraire des artères.... Le nerf n'eſt point irritable (*a*)... Dans l'animal vivant le nerf irrité met en contraction le muſcle volontaire dans lequel il ſe diſtribue , mais il reſte immobile lui-même, & ne perd rien de ſa longueur (*b*) .. Différences qui exiſtent dans la maniere dont ſe termine les nerfs..... Du *ganglion*..... Sentimens de nos auteurs modernes ſur le *ganglion* (*c*).

(*a*) *Haller* a placé un nerf ſur un inſtrument de mathématiques, gradué à très-petites diviſions ; le nerf irrité n'a pas perdu un centieme de ligne.

(*b*) Cette raiſon & l'abſence des nerfs dans certaine partie , prouvent abſolument contre ceux qui , ne ſachant pas ſans doute qu'il exiſte pluſieurs parties inſenſibles , ont voulu regarder le nerf comme l'élément du corps animal. Outre que des parties qui ne reçoivent aucuns nerfs , tels que les meninges , les tendons , l'arriere-faix ne ſauroient être formés de leur ſubſtance. La macération nous prouve que les nerfs different eſſentiellement de la fibre muſculaire & du tiſſu cellulaire. Lorſque la macération diſſout ce tiſſu , & le réduit en flocons ſpongieux , le nerf conſerve ſon port & ſa ſtructure , même en continuant la macération pendant pluſieurs mois.

(*c*) Nous ne copierons pas ſur cet objet, le dictionnaire raiſonné des ſciences , &c. *Haller* a trop victorieuſement combattu ſon hipothèſe , pour ne pas lui être préféré. Auſſi dirons-nous avec ce dernier , que le *ganglion* eſt un nœud , une groſſeur où viennent ſe fondre deux ou pluſieurs ramifications nerveuſes.

Les nerfs partent tous du cerveau ou de la moëlle épiniere.

Ceux qui partent de la cervelle, ont leur origine dans le cervelet ou la moëlle allongée. Ils fortent du crâne par les différens trous qu'on y remarque, & font connus fous le nom des dix paires.

La premiere, ou nerfs olfactifs, va fe répandre dans toute l'étendue de la membrane pituitaire, ces nerfs font les organes de l'odorat.

La feconde, ou nerfs optiques, va fe diftribuer au globe de l'œil, & y produire la rétine.

La ftruĉture du *ganglion* eft difficile à découvrir. Il fe termine conftamment par plufieurs nerfs qui femblent y reprendre naiffance. Il arrive même quelquefois que le nombre des branches qui en repartent, furpaffe celui de celles qui font venus s'y rendre.

Les nerfs en entrant dans le *ganglion*, perdent bientôt leur ftructure particuliere, & leurs filets paralléles recouverts d'une cellulofité vafculaire: ils reprennent cette ftructure en reffortant du *ganglion*.

Une enveloppe rougeâtre & folide enveloppe le *ganglion*. Cette enveloppe n'eft point mufculaire, c'eft une cellulofité fort ferrée que le grand nombre de vaiffeaux colore. Les *ganglions* reçoivent quelquefois leurs artères, par un petit tronc particulier.

L'intérieur du *ganglion* eft une efpéce de chair dure, compacte & uniforme. Aucun anatomifte n'a fait du *ganglion*, l'objet de fes travaux particuliers ; auffi n'avons-nous rien encore d'affuré & fur fa ftructure & fur fes ufages.

La troisieme, ou nerfs ophtalmiques, va se répandre dans les muscles abaisseurs, abducteurs & petit oblique de l'œil.

La quatrieme paire, ou nerfs pathétiques, va dans l'orbite, se distribuer au muscle grand oblique.

La cinquieme paire est la plus considérable : elle se divise d'abord en deux cordons, dont le premier se subdivise pour aller se distribuer en dehors & en dedans de l'orbite, au sourcil, à la caroncule & au conduit lacrimal, à la paupiere, à chaque dent, aux lévres, au palais, & même à la membrane pituitaire. Le second cordon qui est postérieur, après avoir fourni un *ganglion*, & distribué quelques filets à l'oreille, au col, va se réunir à la huitieme paire.

La sixieme paire va se distribuer aux muscles abducteurs & rétracteurs de l'œil.

La septieme paire fournit deux cordons, l'un va se distribuer dans l'oreille, l'autre se divise en quatre branches, pour se distribuer à la mâchoire inférieure, aux muscles de la face, au muscle crotaphite & au palais.

La huitieme paire fournit des nerfs

au pharinx , au larinx , aux muscles de l'encolure , & après avoir fourni les nerfs récurrans , elle continue sa route dans la poitrine & le bas-ventre , & fournit dans son trajet , les plexus (*a*) pulmonaires pour les poumons , cordiaque pour le cœur, stomachique pour l'estomac , méfentérique pour les intestins , hépatique pour le foie , splénique pour la rate , & reinaux pour les reins, Mais avant de fournir les derniers plexus , elle s'unit aux nerfs intercostaux.

La neuviéme paire sort des trous de l'occipital , & va se distribuer aux muscles de la mâchoire , de la langue , du pharinx , du larinx , en s'unissant avec la cinquiéme paire.

La dixieme paire ou nerfs sous-occipitaux , va se distribuer à tous les muscles de l'encolure.

Les nerfs qui partent de la moëlle de l'épine, sont 1° Le long intercostal. 2° Les sept paires cervicales qui partent de chaque côté des vertébres de ce nom, par les trous de conjugaisons ; les trois dernieres paires cervicales , de concert avec une partie des secondes & troi-

____

(*a*) Entrelacement de nerfs en forme de réseaux.

fiemes paires dorfales, forment les nerfs axillaires qui vont fe diftribuer à toute la jambe de devant, & qui fe terminent au pied, fous le nom de pédieux. 3°. Il part de chaque côté des dix-huit vertébres dorfales, dix-huit paires de nerfs qui fe bifurquent en deux branches, dont l'une va aux mufcles du dos, & l'autre régne le long de chaque côte. 4°. Les fix vertébres lombaires fourniffent auffi fix paires de nerfs de chaque côté, qui, de même que les précédentes, fe bifurquent pour aller aux mufcles du dos & au bas ventre. Après avoir fourni tous ces nerfs, la moëlle épiniere parvenue à l'os *facrum*, fe divife en différentes branches dont le plus grand nombre va fe diftribuer dans le baffin & la queue du cheval : il en eft une qui arrive à la cuiffe & qui fournit les nerfs de tout le refte de cette extrêmité.... Les nerfs font les organes du fentiment; ils font auffi celui par lequel les mufcles font mis en mouvement, pour exécuter les ordres de la volonté.... Définition du fentiment... Violence avec laquelle un nerf irrité peut exciter le fentiment.

timent (*a*).... Conditions qu'exigent les nerfs pour tranfmettre à l'ame, l'impreffion des objets extérieurs... De la fenfibilité (*b*).... Les parties ne font fen-

---

(*a*) La douleur peut être exceffive , & produire des effets qui femblent s'écarter des régles ordinaires. *Haller*, en faifant des expériences fur divers animaux, entendit un lapin fe plaindre avec des cris lugubres qui exprimoient fon défefpoir.

(*b*) Les parties deftituées de nerfs, font deftituées de fentiment : tout le monde eft perfuadé de cette vérité, par rapport aux ongles & aux cheveux. Il n'en eft pas de même de bien d'autres parties auxquelles on a attribué & des nerfs & du fentiment ; quoique les expériences fans nombre de *Ranby*, premier Chirurgien du Roi d'Angleterre , de MM. *Texel* & *Bromfield*, Anglois , *de Caldani* , premier Profeffeur de médecine à Padoue , de MM. *Riviera*, *Sichi* , *Verna* , *Mofcati* , *Pagani* & *Bonnioli* , Italiens , enfin celles de MM. *Falrion*, *Portal*, *Hoin*, *Arthaud*, *François*, fans compter celles qui ont été faites en Pruffe , en Dannemarck , & fur-tout en Suiffe par le célébre *Haller*, ayent démontré que la dure-mere, les os , les tendons , les ligamens & la plus grande partie des membranes , font dépourvus de fentiment. Comme c'eft une vérité importante qui mérite d'être prouvée à toute rigueur par des expériences, & que ces expériences préfentent de très-grandes difficultés, pour ne pas confondre le fentiment qui vient d'une partie voifine, avec celle qui eft infenfible, lorfqu'on fait l'irriter feule , nous ne pouvons traiter aucunement cet article de l'infenfibilité, & nous renverrons aux Auteurs que nous venons de nommer, ceux qui feroient curieux de s'inftruire de cette vérité neuve & inftructive qui cependant avoit été foupçonnée par *Galien*, *Aretée* & quelques autres anciens.

F

fibles que lorfqu'elles font douées de nerfs, & ne le font qu'à proportion de la longueur de ces nerfs ou de leur développement plus ou moins parfait (*a*)... Détails fur les organes où ce developpement a lieu d'une maniere plus exquife.... Des nerfs dans lefquels le fentiment eft exalté, état auquel on a mal à propos donné le nom de tenfion, puifque les nerfs ne font jamais tendus (*b*).... Le fentiment d'un nerf paffe-t-il à un autre nerf.... Examen de cette queftion... Des différentes expériences faites

(*a*) Auffi voyons-nous que le cœur, le poumon & en général la plûpart des vifcéres qui ne reçoivent que de petits nerfs, font rongés d'ulcéres, remplis de pierres ou d'obftructions, fans nous faire éprouver de grandes douleurs.

(*b*) Il y a des hypocondres qui ne fupportent qu'avec peine, le moindre air. Il eft auffi des maladies qui rendent les fons & les couleurs un peu fortes, infupportables.

M. *Albinus* le cadet, a infiniment fouffert d'une exaltation de l'ouïe : il entendoit des chevaux qui paffoient à une très-grande diftance de fon féjour. Le chant d'un coq, le moindre cri étoit un fupplice pour lui. Nos Dames, chez qui tout eft fentiment, fe plaignent quelquefois, fous le nom de vapeurs, de cette exaltation : lorfque véritablement elles éprouvent cet état douloureux, nous leur devons plus que jamais nos attentions & nos égards.

par *Haller*, sur les effets de la ligature
du nerf, & détails sur les divers phénomenes que présente le nerf, lorfqu'on le soumet à cette ligature.

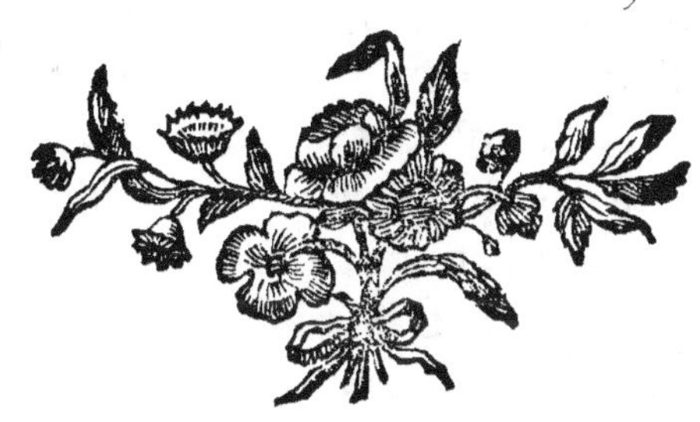

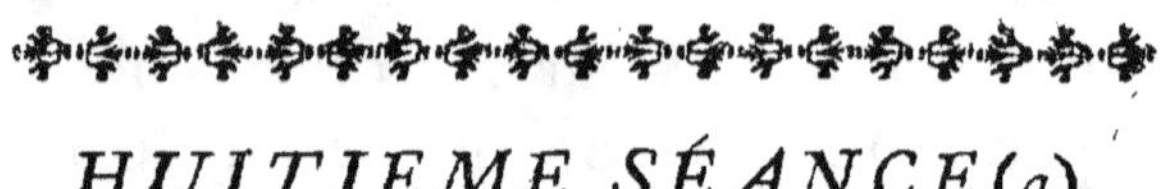

HUITIEME SÉANCE (a).

DES maladies en général & des différens états confidérés dans les maladies.... Des indications & contre-indi-
cations.... De la maniere dont on doit
fe conduire, tant que les fymptômes
de la maladie, ne font point affez évi-
dents ou trop multipliés pour qu'on
puiffe affeoir un jugement fur l'état du
malade.... Symptômes généraux qui
annoncent que le cheval eft malade....
Symptômes qui annoncent que fon état
eft dangereux... Des maladies incurables dans le cheval, & des fymptômes
qui les font reconnoître.

De l'inflammation.... Ses différens
degrés.... Ses caufes.... Ses fymptômes.... Sa terminaifon par réfolution....
Par fuppuration ou abcès.. Par obftruction ou fquirrhe.... Par gangréne....

(a) Nous ferons très-fuccint dans ce fommaire &
le fuivant, attendu que le Manuel d'Hippiatrique que
nous avons anoncé, & qui paroîtra après la fin du
Cours, fera lui-même le fujet de ces deux féances.

Moyen de curations dans l'inflammation.... De la fiévre en général.... Ses
caufes.... Ses différentes efpéces... Leurs
fymptômes... Leurs remédes.

Des maladies extérieures.... Elles
peuvent fe réduire aux tumeurs & aux
ulcéres.... Des tumeurs en général....
Des tumeurs inflammatoires divifées
en phlegmoneufes & en érélipellateu-
fes : celles-ci font chaudes & fenfibles...
Les tumeurs froides & infenfibles, font
l'œdéme, le fquirrhe, & les tumeurs
graiffeufes, à moins que ces tumeurs ne
participent des tumeurs inflammatoires.... Les tumeurs dures font le dé·
placement des os, les exoftofes.... Du
кifte, du fquirrhe & des tumeurs gom-
meufes & farcomateufes.... Nouvelle
maniere de claffer les tumeurs d'après
des caracteres moins génériques, &
traitement propre à chaque efpéce de
tumeur.

NEUVIEME SÉANCE.

Des ulcéres... On comprend sous ce nom, les plaies & les blessures.... Des différentes espéces d'ulcéres : il en est de benins, de malins, de simples, de composés, de calleux ou secs qui ne suppurent point, ou du moins fort peu : il en est de sanieux ou fistuleux, en un mot de rebelles, d'opiniâtres, de difficiles à cicatriser... de la suppuration... De la gangrene & de ses différentes espéces... De l'ulcére benin, & de son traitement.... Des différences qui existent dans la maniere dont une plaie se cicatrise.... De la cicatrisation.... Réflexions sur la nature de la substance régénérée par la cicatrisation (a).... Trai-

____

(a) M. *de Lafosse* pense que cette chair régénérée ne tient en rien d'aucune des parties qui ont été délabrées par la matiere de l'abcès, ou de celles que l'on peut avoir coupées. La section de cette nouvelle substance paroît être un composé de vaisseaux sanguins & de tissus cellulaires, mais sur-tout de vaisseaux sanguins ; & ce qui le prouve , c'est que si l'on coupe une de ces parties régénérées , on est aveuglé

tement de toutes les autres efpéces d'ulcéres ci-deffus nommés, & faits de pratique cités d'après l'expérience.... Des
ulcéres putrides, gangreneux , carci-
nomateux , farcineux.... Des maladies
des os , comme luxation, fracture, carie , ankilofe, exoftofe, &c.

Nous nous étendrons peu fur les
maladies internes, parce qu'elles font
fouvent inconnues, & qu'elles deman-
dent une étude toute particuliere.

---

par la quantité de fang qu'elle fournit. Il arrive tous
les jours que dans l'extirpation d'une loupe, l'on a
peu de fang , & que quelques jours après , fi l'on
coupe les chairs qui ont furmonté du fond de la plaie ,
l'on eft inondé par le fang qui s'en échappe. Une
preuve que l'on pourroit encore donner, pour démon-
trer que les chairs régénérées ne font que beaucoup
de vaiffeaux fanguins unis par un tiffu cellulaire, c'eft
qu'une injection fine, portée dans une partie où il y
a eu beaucoup de cicatrices , donne dans la corrofion
de l'efprit de nître, ou autre liqueur corrofive , un
bouquet où les ramifications des artères font infiniment
plus nombreufes que dans la partie correfpondante
qui n'a point éprouvé de cicatrice.

Il n'eft point d'animal où cette prétendue régénération fe faffe plus promptement que dans le cheval
bien conftitué. M. *de Lafoffe* a vû des bleffures d'un
pied & demi de long & d'un demi-pied de profondeur, fe guérir en huit ou dix jours : mais il faut
obferver que c'étoit dans des parties charnues où ré-
gnent beaucoup de tiffus cellulaires & de vaiffeaux
fanguins.

F iv

A l'égard des maladies externes, ci-
deſſus détaillées, elles ſont moins obſ-
cures; & le chirurgien vétérinaire eſt
preſque toujours ſûr de les maîtriſer,
lorſqu'il joint à la connoiſſance parfaite
de ſon ſujet, & à une excellente théorie, la pratique (*a*) qui, en chirurgie
ſur-tout, eſt une choſe ſi eſſentielle.

(*a*) Il ne faut point ſe tromper ſur la véritable
expreſſion du mot pratique : tous les jours il eſt em-
ployé dans un ſens abſolument faux, puiſque tous
les jours nous entendons dire que la pratique vaut
mieux que la théorie.

La pratique n'eſt que l'application de la théorie,
elle n'en eſt que la perfection & ne peut exiſter qu'a-
vec elle. Nous nous garderons bien de regarder
comme praticien, un ouvrier qui ſe dit maréchal,
& qui taille, coupe, eſtropie ou guérit au haſard un
très-grand nombre de chevaux par an. Ce n'eſt point
une certaine quantité d'opérations faites, qui doit entraîner, faire obtenir le nom de praticien; c'eſt l'in-
telligence avec laquelle on a ſçu diriger ces opérations, prévoir leurs dangers & leurs ſuites, parer à
tous les accidents qu'il étoit poſſible d'éviter, en un
mot, c'eſt à l'art d'opérer conſéquemment & avec
facilité que nous devons reſtreindre le nom de pratique;
or chacune de ces conditions exige dans le praticien
une excellente théorie, c'eſt-à-dire, une connoiſſance
parfaite de la ſtructure, de la ſubſtance, des uſages de
la partie qu'il opére.

Fin des neufs premieres Séances.

ABRÉGÉ
D'HIPPIATRIQUE,

TENANT

LIEU DES SOMMAIRES

DES VINGT-UNE DERNIERES SÉANCES.

Morborum quoque te caufas & figna Docebo.
Georg. Virg. liv. III.

L E cheval pris avec fa peau, fe divife
en avant-main, en corps & en arrière-
main.

L'avant-main comprend la tête, le
col, le garot, le poitrail, les jambes de
devant.

De la Tête.

La tête eft une des parties de l'avant-

main , qui contribue le plus à sa grace
& à sa légereté. Quoiqu'il ne soit guères
possible de fixer absolument ce qui peut
concourir à la rendre parfaite , nous
dirons en général que sa position étant
ce qui nous frappe davantage , cette
position doit être sa premiere beauté ;
& l'on est convenu qu'elle doit se maintenir dans la direction de la diagonale
d'un quarré long , dont la base seroit
trois fois plus courte que la hauteur ;
c'est-à-dire , qu'elle doit se rapprocher
de la ligne perpendiculaire au sol, mais
cependant former avec elle un angle
aigu. La tête, dans cette position, a une
obliquité agréable , & l'on dit du cheval, qu'il porte bien sa tête, qu'il se
bride bien ; mais non pas qu'il est bien
placé: ce terme n'a lieu que pour l'ensemble d'un cheval , lorsque les quatre
jambes tombent bien d'à plomb.

Lorsque la tête se porte trop en avant
de cette direction diagonale , on dit
que le cheval porte au vent, qu'il tend
le nez. Lorsqu'au contraire elle se porte
du côté de l'encolure , & outre-passe
la perpendiculaire, on dit que le cheval
s'encapuchonne : on dit encore qu'il

porte bas , lorfqu'en marchant , il baiſſe la tête. Ce défaut part un peu de l'encolure qui ne ſe ſoutient point , & dénote pour l'ordinaire un cheval uſé : cependant il peut être , ainſi que les précédents, une habitude ou un défaut de conformation , & ſe rencontrer dans un jeune cheval. Le porte au–vent eſt ſujet à broncher. Le porte-bas l'eſt moins : mais il a pour ſurcroît de défaut, celui d'aller l'amble ou l'aubin. Celui qui s'encapuchonne , eſt toujours déſagréable à la main & d'un appui lourd ou incertain, lorſqu'il s'arme & ne s'encapuchonne que momentanément.

On obſerve encore dans la tête , d'autres défauts marqués par ces expreſſions, tête graſſe , tête décharnée , tête longue, qui s'appelle auſſi tête de vieille. Enfin une tête , pour être agréable à la vue , doit être plutôt petite que trop groſſe ; on ne peut cependant pas déterminer d'une façon générale, ſa proportion avec le corps , parce que cette proportion doit varier ſelon l'eſpéce & la deſtination du cheval. Dans le cheval de trait , la tête doit être plus forte, parce que cette partie, de concert avec l'encolure, aide par son poids, à enlever le fardeau ; c'est-à-dire, qu'en augmentant la masse, elle remplace ce qui manque à la vîtesse. Dans le cheval de selle, au contraire, ces deux parties doivent être fines & légeres, parce qu'elles doivent être enlevées par les muscles du dos, dans tous les tems de galop. Ainsi nous pourrions dire que le cheval de trait peut être considéré comme un lévier dont le point d'appui réside dans les jambes de devant, la résistance derrière ses jambes, & une partie de la puissance en avant : de forte que, plus les parties de devant seront chargées, plus les secousses, les mouvemens qui en partiront pour mettre en mouvement le reste du corps, seront efficaces. Le cheval de trait, dans le moment où il agit, doit donc avoir la tête & le col un peu allongés, & tirer sa principale force de la jettée en avant de ces deux parties.

Le cheval de selle, dans l'instant du galop, (*a*) est un lévier d'une autre

____

(*a*) **Nous ne parlons ici que des chevaux dressés**

efpéce. Le point d'appui femble fe trouver dans les jambes de derrière, la réfiftance dans le bout de devant, & la puiffance entre deux dans les mufcles du dos. Il faut donc que le bout de devant foit léger & facile à enlever.

Il eft encore quelques beautés & quelques défauts de détails que nous verrons, en décrivant les parties de la tête.

Structure de la Tête (a).

Elle fe divife en deux mâchoires, l'une fupérieure & l'autre inférieure : la mâchoire fupérieure fe fubdivife en crâne & en face.

& galoppant avec graces. Les chevaux de courfes, les chevaux Anglois, deftinés à remporter des prix, ont une maniere de galopper toute différente.

(a) En donnant la ftructure de toutes les parties du cheval, pour ne point fortir des bornes que nous nous fommes prefcrites dans cet Abrégé, qui n'eft pour ainfi dire qu'un répertoire, nous nous contenterons d'indiquer le nom & la fituation des os & des cartilages, & de décrire feulement l'attache & l'infertion des mufcles ; nous pourrons auffi dire un mot de leurs ufages. A l'égard des tares & maladies, nous n'en donnerons qu'une idée bien fuccinte, parce que notre manuel d'Hippiatrique non-feulement fuppléera aux obfervations que nous n'avons pû placer ici ; mais

Le crâne eft une boîte offeufe deftinée à loger la cervelle. Il eft compofé
de douze os : les deux frontaux forment
fa région antérieure : les deux pariétaux,
fa région fupérieure : les deux parties
écailleufes, & les deux parties pierreu-
fes des os des tempes, fes régions latérales, l'occipital fa région poftérieure : les
deux ethmoïdes & le fphénoïde, fa bafe.

La face eft compofée de dix - fept
os. Les deux du nez forment la région
antérieure, les deux du grand angle,
les deux de la pommette, & les deux
maxillaires fupérieurs, les régions latérales : les deux palatins, les deux ptérigoïdiens & le vomer, fa bafe : les deux
maxillaires inférieurs, fa région inférieure : enfin les deux cornets du nez
font fitués dans fon intérieur.

Tous les os du crâne & de la face
font unis par des futures.

---

encore traitera plufieurs maladies trop compliquées,
pour admettre une defcription auffi abrégé. Nous
nous étendrons cependant davantage dans la defcription du pied & de fes maladies, parce que la connoiffance de cette partie eft peut-être ce qui devient le
plus effentiel, non-feulement aux Maréchaux, mais
encore à tout Officier de Cavalerie.

La mâchoire inférieure eft compofée d'un feul os, formé de deux piéces
réunies.

Chaque mâchoire eft ordinairement
percée de vingt alvéoles dans les chevaux, de 18 dans les jumens, pour
recevoir autant de dents.

Entre les deux branches de la mâchoire inférieure, fe trouve un os compofé de cinq piéces, nommé hyoïde.

Les cinq piéces de l'os hyoïde, font
1°. Ses grandes branches qui s'articulent par un ligament cartilagineux, avec
l'apophife cilindrique des temporaux.
2°. Ses petites branches. 3°. fon corps
appellé la fourchette, on y confidére les
branches, ou les fourchons & le manche.

L'os hyoïde eft porté en avant, en
arrière, en bas, fur les côtés, & fur lui-
même par le moyen de dix-fept mufcles; huit pairs & un impair. Ce dernier eft celui qui fert à le replier fur lui-
même, en rapprochant les branches auxquelles il s'attache de chaque côté, au-
deffous de l'articulation des petites branches avec les grandes.

Les huit mufcles pairs font 1.° Le
milo-hyoïdien. Il a fon attache au bord

alvéolaire interne des cinq premieres dents molaires, & se termine à la partie antérieure de la fourchette de l'os.

2°. Le geni-hyoïdien a son attache à l'extrêmité de l'auge, proche le menton, & va se terminer au-dessous du précédent. Ces deux muscles portent en avant l'os hyoïde.

3°. Le long-hyoïdien a son attache supérieurement à l'angle arrondi de la grande branche de l'os hyoïde & se termine au manche de la fourchette du même os.

4°. Le stilo-hyoïdien a son attache à la corne de l'occipital, & se termine à l'angle arrondi de la grande branche. Ainsi que le précédent, il sert à porter en arrière l'os hyoïde.

5°. Le sterno-hyoïdien a son attache à la pointe antérieure du *sternum*, & se termine au corps de la fourchette, derrière le milo-hyoïdien.

6°. Le costo-hyoïdien a son attache sur la surface interne du muscle petit pectoral, proche les premieres côtes, & se termine à côté du précédent. Tous les deux servent à abaisser l'os hyoïde.

7°. Le digastrique (ainsi nommé parce
qu'il

qu'il a deux parties charnues.) Il s'attache au bord inférieur de la mâchoire inférieure & va se terminer à la corne de l'occipital, où il se confond avec le stylo-maxillaire, après avoir passé dans une poulie adhérente à l'os hyoïde. Ce muscle porte cet os sur le côté.

8°. Le court-hyoïdien qui a son attache aux branches de la fourchette de l'os hyoïde, & qui se termine à toute l'étendue des petites branches. Ce muscle, en se contractant, replie les petites branches sur la fourchette.

L'usage de l'os hyoïde est de servir de base à la langue & au larinx.

Les deux mâchoires s'unissent au moyen de trois ligamens ; un postérieur, un capsulaire, un intermédiaire. Le mouvement en tous sens de la mâchoire inférieure sur la supérieure, est produit par l'action de dix muscles, cinq de chaque côté.

1°. Le sterno maxillaire est le plus long des cinq ; il a son attache à la partie antérieure du *sternum*, & se termine à l'angle arrondi de la mâchoire inférieure. Il sert à l'abaisser.

2°. Le masseter externe est le plus

G

confidérable & le plus fort ; c'eft lui qui forme la joue, il a fon attache tout le long de l'apophife zygomatique & tout le long de la crête qui en'eft une continuation ; il va enfuite s'attacher à tout le bord externe de la mâchoire inférieure qu'il éléve en la tirant un peu en arrière.

3°. le maffeter interne a fon attache à l'os fphénoïde, & fe termine au bord interne de la même mâchoire, qu'il éléve comme le précédent.

4°. Le crotaphite, a fon attache à la crête antérieure de l'occipital, à la future fquammeufe des temporaux, & au bord poftérieur du frontal, &c. Il fe confond enfuite avec le maffeter interne, & a le même ufage.

5°. Le ftilo-maxillaire, a fon attache aux cornes de l'occipital, & fe termine au bord pofterieur de la mâchoire inférieure. Son ufage eft de la retirer en arrière & de l'abaiffer.

Lorfque ces mufcles agiffent fans leurs congénères, ils portent la mâchoire fur le côté.

La tête s'unit à la premiere vertébre par trois ligamens, un capfulaire, un longitudinal, & le vertébral externe qui lui eſt commun & à toutes les vertébres. Ce ligament eſt encore appellé ligament cervical au col, dorſal au dos, lombaire aux lombes.

La tête eſt mûe par neuf muſcles de chaque côté, cinq extenſeurs, trois fléchiſſeurs & un abducteur.

Le premier extenſeur eſt commun, (ainſi que le ſuivant,) c'eſt le ſplénius : il a ſon attache à la deuxieme & troiſieme vertébres du dos, & au corps du long épineux. Il a ſon inſertion à la crête de l'occipital.

Le grand complexus, ſecond extenſeur, s'attache par des aponévroſes applaties aux cinq premieres vertébres du dos, & aux ſix premieres du col. Il ſe termine à l'occipital au-deſſous du précédent.

Le petit complexus, troiſieme extenſeur, s'attache à la deuxieme vertébre du col, & ſe termine a -deſſous du précédent.

Le grand droit, quatrieme extenſeur, s'attache à la ſeconde vertébre du col, & ſe termine au - deſſous du condile de l'occipital.

Le petit droit, cinquieme extenseur, s'attache à la premiere vertébre, & se termine à l'occipital, au - dessous du complexus.

Le premier des fléchisseurs est le long fléchisseur : il est commun aux vertébres. Il s'attache aux cinquieme, quatrieme & troisieme vertébres du col, & se termine à l'apophyse cunéiforme de l'occipital.

Le court fléchisseur, second fléchisseur, a son attache à la premiere vertébre, & son insertion au-dessous du précédent.

Le petit fléchisseur, troisieme fléchisseur, a son attache à la partie un peu latérale de la premiere vertébre, & son insertion aux cornes de l'occipital.

Le muscle abducteur, nommé oblique, a son attache au bord supérieur de la premiere vertébre, & son insertion à la partie postérieure de l'occipital.

MALADIES *internes de la Tête.*

LE VERTIGO.

Caufes. L'engorgement du cerveau.

Diagnoftique. Les yeux étincellans , la tête dans l'auge , ou bien la portant au vent, & chancelant.

Prognoftique. Prefque toujours incurable.

Curation. Les faignées réitérées & coup-fur-coup , fur-tout dans les parties poftérieures, les lavemens adouciffans , les embrocations émolientes fur la tête & les fétons (*a*).

Le mal de feu ou mal d'Efpagne.

Cau. Une inflammation générale & fur-tout l'épaiffiffement ou ftagnation du fang dans le cerveau ou fes méninges.

______

(*a*) M. *de Lafôffe* en a guéri avec de l'alkali volatil fluor , introduit à l'entrée des narines , par le moyen d'un linge qui en contenoit quelques gouttes , il en frottoit auffi les lévres du malade : ces expériences ont réuffi cet hiver fur deux chevaux attaqués de cette maladie.

G iij

Diag. La tête basse, triste, se couchant rarement, s'éloignant de la mangeoire; fievre considérable.

Prog. Presque toujours incurable.

Cur. Les remédes ci-dessus, les boissons nitrées, le kinkina à la dose de 3 onces dans une chopine d'eau.

L'Épilepsie.

Cau. Sabure de l'estomac, une répercussion d'humeurs dans la masse du sang.

Diag. La roideur des membres, les yeux hagards, étincelans, le rapprochement de la tête vers la poitrine, la grande salivation.

Prog. Le cheval ne meurt pas pour l'ordinaire, mais il est presque toujours incurable, & souvent il devient immobile.

Cur. Les purgatifs, les absorbans, les vessicatoires, les sétons.

Le mal de cerf.

Cau. La contraction permanente des muscles, l'influx des esprits animaux, l'épaississement du sang,

Diag. La roideur & la dureté des membres, l'inflexibilité de ces mêmes parties, l'érétisme de l'œil, la prolongation de l'onglée.

Prog. Cette maladie est toujours dangereuse & guérit rarement.

Cur. Les saignées, les lavemens & embrocations de plantes émollientes, les bains tiédes, les sétons, & les purgatifs doux, à dose suffisante.

L'Assoupissement.

Cau. La pléthore, des coups donnés sur la tête, certains alimens coagulans.

Diag. Un sommeil continu.

Prog. Pour l'ordinaire incurable.

Cur. Les saignées, les lavemens d'eau simple, les martiaux, les antimoniaux.

L'Immobilité.

Cau. A la suite du mal de cerf, d'un tour de reins, & de la peur, & souvent la suite d'une mauvaise constitution.

Diag. Le cheval ne recule pas , reste dans la place où on le met, mange pour l'ordinaire lentement.

Prog. Presque toujours incurable.

Cur. Les sétons, les stimulans, les sudorifiques, les purgatifs, les eaux thermales & la prairie.

La Tête comprend la nuque, le toupet , le front, les oreilles, les salieres, les sourcils , les paupieres, les cils, le grand angle , le petit angle, les onglets , la caroncule , les points lacrimaux, le conduit lacrimal , les yeux , le nez, les nazeaux, les deux lévres & leur commissure, la bouche, le menton, les barbes, les joues, la ganache, l'auge & les avives.

De la Nuque & du Toupet.

La nuque est la partie située au sommet de la tête, derrière les oreilles , elle doit être élevée & arrondie : on dit alors que le cheval a la tête bien attachée.

Le toupet est la portion de crin qui tombe en devant de la tête.

MALADIE du Toupet & de la Nuque.

LA TAUPE (*a*).

Cau. Les coups, un frottement violent occasionné par le licol, ou sous la mangeoire à la suite d'une démangeaison.

Diag. Une tumeur ou une plaie sur le sommet de la tête, à l'endroit du licol.

Prog. Plus ou moins dangereux, suivant la lésion des parties.

Cur. Au dépôt, l'on employera les maturatifs, tels que le basilicum ; à l'ulcére ou à la plaie, les baumes naturels tels que la térébenthine ; & l'instrument, si le ligament cervical est gâté.

Du Front.

Le front s'étend depuis le toupet ,

─────────────────────────────

(*a*) Cette maladie est quelquefois très-grave & devient même mortelle lorsqu'elle est traitée d'après les anciennes pratiques toutes fondées sur l'ignorance : nous aurons à cet égard une infinité d'erreurs à relever dans nos démonstrations.

juſqu'au-deſſous des yeux. Il doit être un peu buſqué; c'eſt la ſeule partie ou l'on puiſſe appliquer une couronne de trépan.

Des Oreilles.

Elles doivent être droites & petites ſans excès : c'eſt à l'œil à juger de leurs proportions.

TARES & maladies des Oreilles.

OREILLES longues & mal placées.

Cau. Défaut de conſtruction.

Dia. Facile à voir.

Prog. Nulle conſéquence que la difformité.

Cur. Bretauder, c'eſt-à-dire, couper tout le bord, quant à la longueur; & la ſection des muſcles abaiſſeurs, quant à la pente.

Oreillard ou Oreilles panchées.

Cau. Défaut de conſtruction , des coups, des oreillons ou abcès.

Diag. Facile à appercevoir.

Prog. Déſagréable à la vue.

Cur. Nulle curation quant à la caufe
des oreillons; quant à la pente,
la fection comme ci-deffus.

Groffeur dans l'oreille.

Cau. Une humeur de gourme , un
coup , ou l'application des mo-
railles en cette partie.

Diag. Une tumeur confidérable en dedans de l'oreille.

Prog. De peu de conféquence , lors
même qu'il y auroit dépôt féreux.

Cur. Un digeftif fimple; & fur la fin,
du vin mielé.

Cheval bretaudé.

Cau. La fantaifie, la longueur de fes
oreilles.

Diag. Les oreilles qui ont été coupées
à leurs bords.

Prog. La beauté & les juftes proportions (*a*).

(*a*) Le cheval bretaudé & à courte queue, eft appellé courtaud.

Structure de l'Oreille externe.

1.° Trois cartilages , le premier nommé cuiraſſe , embraſſe le trou auditif , le ſecond eſt la conque ou cornet de l'oreille , le troiſieme eſt le bouclier ; il eſt ſitué ſous la peau , un peu en avant de l'oreille.

L'oreille eſt mue par douze muſcles ; trois releveurs & un abaiſſeur ; trois adducteurs, & deux abducteurs, deux rotateurs , & le douzieme qui eſt un muſcle commun agiſſant en différens ſens , à raiſon de la direction de ſes fibres.

Les trois releveurs ſont 1°. le long : Il a ſon attache à la partie antérieure & moyenne de la conque, & va ſe confondre avec le commun.

2°. Le moyen : Il a ſon attache à la crête de l'occipital, & au ligament cervical ; il ſe termine à la partie preſque moyenne de la conque.

3.° Le court : Il a ſon attache à la future ſagittale des pariétaux, & à la crête de l'occipital ; il ſe termine au-deſſous du précédent.

L'abaisseur est le plus long de tous : il s'attache à la partie inférieure des glandes parotides (*ou avives*) , & se termine à la partie inférieure de la conque.

Les trois adducteurs sont 1.º le supérieur : Il a son attache à l'angle supérieur de la cuirasse, & se termine à la partie antérieure de la conque.

2.º Le moyen : Il s'attache au-dessous du précédent , & va se terminer à la partie inférieure du bord antérieur de la conque.

3.º L'inférieur. Il s'attache à l'angle inférieur de la cuirasse, & se termine au-dessous du précédent.

Les deux abducteurs sont 1.º le long : Il a son attache au ligament cervical, & se termine à la base de la conque.

2.º Le court : Il a son attache au-dessous du précédent , & se termine au-dessous.

Les deux rotateurs sont 1.º le long : Il a son attache à la partie concave de la cuirasse, & se termine à la partie postérieure de l'oreille.

2.º Le court : Il a son attache à l'angle supérieur de la cuirasse, & se termine à la partie inférieure de l'oreille.

Le mufcle commun eft le plus con-fidérable: Il a fon attache à l'arcade zygomatique, à la future frontale & fa-gittale, & à la crête de l'occipital. Il recouvre totalement le mufcle crota-phite, & fe termine au bord arrondi de la cuiráffe.

La pratique d'introduire des médi-camens dans la conque de l'oreille, eft auffi abfurde que dangereufe. L'opé-ration de certains maquignons, pour les redreffer, eft également ridicule, puifqu'ils coupent ce qu'il faudroit con-ferver avec le plus de foin.

Des Salieres.

On appelle ainfi deux enfoncemens qui fe trouvent au-deffus des yeux, & qui font toujours regardés comme un défaut de conformation. Dans la belle nature, cette partie doit être de niveau avec le fourcil. Cette dépreffion eft très-fenfible dans la vieilleffe : elle eft même quelquefois héréditaire. C'eft une opération tout-à-fait dangereufe que celle de les dégraiffer, comme nous le prouverons.

Des Sourcils.

Ce font quatre ou cinq crins fitués fur le grand angle de l'œil. Le
fourcil doit être peu faillant.

Des Paupieres & des Cils , du grand & petit angle.

Les paupieres font deux portions de
peau qui forment en fe féparant, pour
fe réunir enfuite, une efpace ovalaire
deffous lequel font placés les yeux.
L'une eft fupérieure, & doit être toujours élevée & repliée fur elle-même,
pour laiffer à découvert le globe de
l'œil : ce qui fait dire d'un cheval ,
qu'il a l'œil fier. L'autre paupiere eft
inférieure. Toutes les deux font garnies
de poils, dans leurs bords , appellés cils.
Le grand angle eft la réunion des deux
paupieres vers le nez : le petit eft oppofé
à celui-ci.

Les paupieres font mues par quatre
mufcles ; 1°. l'orbiculaire : Il s'attache
à toute la circonférence de l'orbite ,
eft adhérent à la peau , & va fe terminer
à l'apophyfe angulaire.

2°. Deux releveurs : l'un externe s'attache à deux travers de doigts, au-deſſus de l'orbite, & vient ſe terminer au bord orbiculaire de la paupiere ſupérieure : l'autre interne eſt plus long ; il a ſon attache dans le fond de l'orbite, à l'os ſphénoïde, & ſe termine par une aponévroſe, au bord de la paupiere ſupérieure.

3°. Enfin le quatrieme muſcle eſt l'abaiſſeur de la paupiere inférieure : il ſe termine à ſon bord, après s'être attaché au-deſſus du muſcle maſſeter.

Maladies des Paupieres.

L'Enflure.

Cau. Les coups reçus, le frottement, la piqûure des inſectes & quelquefois un vice interne.

Dia. & *Pro.* Elle peut être œdémateuſe, ſquirrheuſe, ou bien inflammatoire, & dégénérer en abcès.

Cur. A l'inflammation, les émoliens, à l'abcès, les déterſifs, à l'œdéme, les réſolutifs, au ſquirrhe, l'ouvrir avec le biſtouri, y appliquer la
pierre

pierre à cauterre, & cicatrifer enfuite, comme une plaie fimple.

La jonction des Paupieres.

Cau. L'abondance des larmes, l'épaif-fiffement de la chaffie.

Dia. Jonction vers le grand angle feu-lement : rarement cette jonction eft totale.

Pro. Nulle conféquence.

Cur. Baffiner avec de l'eau tiéde.

Relâchement des Paupieres.

Cau. Quelques frottemens ou la para-lifie.

Cur. Pour les frottemens ou caufes extérieures, les réfolutifs ; à la paralifie, l'amputation, afin que les rayons de la lumiere, puif-fent parvenir à la rétine. Après l'opération, on appliquera des compreffes de vin mielé.

Des onglets ou l'ongle, de la caron-cule & glande lacrimale, des points lacrimaux & du cartilage trochlé.

Les onglets font des cartilages trian-gulaires avec un côté apparent, femilunaire, fitué vers le grand angle. Dans la belle nature l'onglet ne doit point paroître, fi ce n'eft lorfqu'il fe rencontre quelques corps étrangers fur le globe de l'œil (*a*).

L'œil, en fe retirant dans le fond de l'orbite, chaffe l'onglet : ce cartilage eft alors forcé de fe porter en avant, & il vient recouvrir l'œil : mais il n'y a que la rétraction de l'œil qui doive le porter en avant ; lorfqu'il s'y porte, fans cette circonftance, c'eft une maladie qui exige le même reméde que le relâchementdes paupieres avec paralifie, c'eft-à-dire, la fection.

La glande lacrimale reffemble à un petit pois rougeâtre, fitué fupérieurement au grand angle de l'œil en dedans de la commiffure de la paupiere.

La caroncule lacrimale eft fituée plus inférieurement fur l'os du grand angle. Son ufage eft de filtrer une efpéce de cerumen : elle doit être d'un rouge foncé. Les points lacrimaux font deux

---

(*a*) Les oifeaux & pour ainfi dire tous les quadrupédes ont un onglet : ce cartilage leur fert de main pour nettoyer le globe de l'œil.

petits trous placés vers le grand angle : ils vont aboutir au conduit lacrimal : leur fonction est de repomper les larmes.

Le conduit lacrimal commence à un trou qui se rencontre dans la face orbitaire de l'os du grand angle : il est osseux dans son principe ; devient ensuite membraneux, en passant proche les sinus maxillaires & les cornets inférieurs ; & se termine dans la partie inférieure des naseaux , par un point que quelques personnes prennent souvent pour un chancre. L'objet de ce conduit, est de donner un écoulement aux larmes, par les narines. Il est sujet à des obstructions qui exigent des injections déterfives.

Le trochlé est un cartilage de la forme d'une lentille : il est situé dans l'orbite du côté du grand angle : son usage est de former une poulie dans laquelle passe le muscle grand oblique, ou trochléateur.

Fistule lacrimale.

Cau. Un abcès au canal de ce nom, ou un reflux de morve.

Dia. A l'écoulement abondant & per-
    pétuel, à sa blancheur.

Pro. Pour l'ordinaire annonçant la
    morve.

Cur. Les injections déterfives par le
    canal, de haut en bas.

De l'œil.

L'œil eft logé dans l'orbite, il doit
être fphérique, brillant & prompt dans
fes mouvemens. Les yeux petits font
mis au rang des tares.

Structure de l'œil.

L'œil eft mu par le moyen de fept
mufcles, dont quatre droits, fervent à
le porter en haut, en bas, fur les côtés.
Tous les quatre ont leur attache au fond
de l'orbite, & leur infertion felon leur
ufage, c'eft-à-dire, que le releveur fe
termine à la partie fupérieure de l'œil,
l'abaiffeur dans l'endroit oppofé, les
abducteurs & adducteurs fur les côtés.
Les trois autres mufcles font 1°. le
grand oblique ou le trochléateur, parce
qu'il tourne l'œil fur fon axe, de dehors
en dedans, c'eft le plus long de tous;
il s'attache à côté des précédents, & fe
termine entre le releveur & l'abducteur.

2°. Le petit oblique : c'eſt le ſixieme muſcle & le plus court. Il fait tourner l'œil dans un ſens contraire. Il a ſon attache à l'os du grand angle un peu du côté du grand angle, & va ſe terminer au-deſſus du muſcle abaiſſeur.

3°. Le rétracteur : celui-ci pourroit être regardé comme quatre muſcles, attendu que ſes ſéparations ſont très-marquées. Il s'attache au fond de l'orbite ſur l'os ſphénoïde, & ſe termine à la partie moyenne du globe de l'œil, en l'enveloppant.

L'œil eſt compoſé de tuniques & d'humeurs. Les tuniques ſont propres & communes ; ſans compter la conjonctive, qui eſt une expanſion de la peau, il eſt trois membranes communes : la ſclérotique, la choroïde & la rétine.

La ſclérotique ſe diviſe en deux ſegmens, l'un antérieur nommé cornée tranſparente ; l'autre poſtérieur nommé cornée opaque : celui-ci forme le blanc de l'œil.

La choroïde ſe diviſe de même : le ſegment poſtérieur retient le nom de choroïde ; l'antérieur celui d'uvée ou d'iris. Dans celui-ci on remarque une ouverture ovale nommée pupille ou prunelle.

La rétine eft l'organe immédiat de la vifion : c'eft fur elle que fe font les impreffions des objets.

Les membranes propres fervent à renfermer les humeurs de l'œil : Ces humeurs font au nombre de trois.

1°. L'humeur aqueufe eft la plus an-térieure, & occupe la chambre de ce nom : elle eft renfermée entre l'uvée & la cornée tranfparente. Cette humeur peut fe régénérer.

2°. L'humeur criftaline a plus de con-fiftance, eft très-tranfparente, & forme un corps d'une forme lenticulaire : elle eft fituée derrière l'humeur aqueufe. Elle eft le fiége de la cataracte.

3°. L'humeur vitrée remplit la cavité poftérieure de l'œil : elle eft très-fluide ; & fa membrane propre en fe repliant, forme une infinité de petites cellules où elle eft contenue, comme le jus d'une orange dans fon parenchyme.

Maladies de l'Oeil.

Parmi ces maladies , il en eft une nommé *cul de verre* ; c'eft une efpéce de brouillard verdâtre qui paroît au fond de l'œil de quelques chevaux & qui annonce une mauvaife vue.

Les Yeux larmoyans.

Cau. Un engorgement du canal lacri-mal ou de fes points.

Dia. L'écoulement vers le grand an-gle de l'œil.

Pro. Plus ou moins conféquent.

Cur. Les injections déterfives, par le canal.

Dragon.

Cau. Un coup fur l'œil ou une forte compreffion du globe, ou la fuite de la lunatique.

Dia. Diamant ou criftalin qui eft blanchâtre ou jaunâtre, la tranf-parence qu'a l'humeur aqueufe en regardant de profil.

Pro. Rarement curable, par la difficulté d'opérer.

Cur. L'opération de la cataracte.

Ophtalmie.

Cau. Un coup ou un frottement.

Dia. Une rougeur plus ou moins grande fur la conjonctive.

Pro. De peu de conféquence, à moins qu'elle ne foit entretenue par un vice dans les humeurs.

Cur. Dans l'ophtalmie fimple, faigner une fois ou deux, fuivant le degré d'inflammation, & baffiner fouvent l'œil avec une légere infufion de feuille de rofe, de mauve & de plantin ; au vice dans le fang, le purifier.

Lunatiques.

Cau. Séjour ou épaiffiffement de l'humeur aqueufe.

Diag. La blancheur de la cornée & fes tems périodiques.

Pro. Prefque toujours incurable.

Cur. Les fétons au col, & les lotions d'eau fraîche.

Goutte Sereine.

Cau. Une paralifie du nerf optique.

Dia. Les yeux font beaux. Le cheval porte fes oreilles, l'une en avant, l'autre en arrière.

Pro. Incurable.

Tayes.

Cau. Petit squirrhe de la cornée, résultat d'une inflammation.

Dia. Un petit point blanc sur la cornée transparente.

Pro. Sans conséquence, mais pour l'ordinaire incurable.

Cur. L'eau fraîche, & jamais de poudre.

Du nez & des naseaux.

Le nez s'étend depuis la partie inférieure du front, jusqu'aux naseaux. Il doit être moutonnée, en suivant le front : sa partie supérieure est nommée chanfrein : lorsqu'elle est rentrée en dedans, on dit que le chanfrein est renfoncé. Outre la difformité, cette construction gêne la respiration, & rend quelquefois le cheval siffleur.

Les naseaux font deux ouvertures de la peau, formées par un reployement. Ils doivent être bien ouverts : s'ils ne le font pas assez, on dit que le cheval a les naseaux peu fendus ; ce qui le rend souffleur ou siffleur. Ce seroit cependant un grand défaut, s'ils tomboient dans l'excès contraire. Ils doivent fe dilater dans l'action, de deux tiers de plus qu'ils ne paroiffent, mais alors, pour qu'ils foient bien conformés, il ne faut pas qu'ils furpaffent la largeur des lévres.

Il eft toujours très-dangereux de donner des breuvages par les narines.

Structure du nez & des nafeaux.

Nous avons déjà nommé les os du nez.

On compte pour le nez cinq cartilages, quatre pairs & un impair : ce dernier a la forme d'un quarré long, il coupe verticalement le nez, & fépare les foffes nafales : il s'étend depuis l'apophyfe criftagalli du fphénoïde, jufqu'au trou palatin antérieur.

Des cartilages pairs, deux font dans les narines, un de chaque côté : ils ont la figure d'une S, & font la continuation des cornets inférieurs. Les deux autres, nommés femi-lunaires, ont la figure d'un X, lorfqu'ils font adoffés. Leur ufage eft de maintenir l'ouverture des narines.

Les narines font dilatées par le moyen

de cinq mufcles dont deux pairs , & le cinquieme commun aux deux narines : celui-ci s'attache à la partie fupérieure de chacun des cartilages femi-lunaires.

Le premier des deux pairs fitués fur le côté , eft le divergent ou le piramidal : il s'attache à la crête zigomatique & à la continuation de cette crête fur l'os maxillaire , & vient fe perdre au bord inférieur des narines.

Le fecond eft le court dilatateur : il s'attache à tout le bord inférieur des os du nez , & au bord arrondi du maxillaire antérieur , & vient fe perdre dans la peau & au cartilage , en forme d'S , qui eft la continuation des cornets inférieurs.

Le nez intérieur eft une grande cavité formée par le concours de la plupart des os , que nous avons nommés en parlant de la face. Cette cavité eft féparée d'abord en deux , par le cartilage commun , dont nous avons parlé ci-deffus : chacune de ces cavités a d'autres cloifons particulieres qui féparent d'autres cavités , auxquelles on a donné le nom de finus. C'eft dans ces finus

que s'amaffe l'humeur purulente qui occafionne la morve.

Tous ces finus font tapiffés d'une
membrane nommée pituitaire. Cette
membrane eft humectée par une liqueur
mucilagineufe, fournie par les glandes
dont elle eft parfemée.

La partie poftérieure des foffes nafales, va répondre à l'arrière-bouche.

DES *différentes maladies qui s'annoncent par un écoulement des Narines* (a).

LA GOURME.

Cau. Un vice inconnu femblable à la
petite vérole dans l'homme.

(a) Lors même que la Vétérinaire ne devoit au
nom *de Lafoffe* que fon tableau fur les différents écoulemens des narines, & fes mémoires fur la morve,
ces deux ouvrages fuffiroient pour le rendre célébre :
fi dans tout ce que nous tenons de lui, fi fon Hippotomie & fur-tout fa Pathologie nous offrent par-
tout des vérités neuves, fi créateur dans tous fes
procédés, M. *de Lafoffe* ne fut jamais copifte, c'eft
fur-tout dans ce qu'il nous a donné fur la morve.

Les anciens & même les modernes (avant M. *de*
Lafoffe, le pere) n'ont pas mieux connu le fiége de
la morve, que les moyens de la guérir. Ils l'ont placé

Dia. La jeuneſſe, la triſteſſe, le dégoût, l'abattement, la toux,
quelquefois la fiévre ; l'écoulement par les deux narines, d'un

---

les uns dans le cerveau, les autres dans les poumons ;
ceux-ci dans le foie, dans la rate, dans l'eſtomac ;
& confondant les différentes eſpéces d'écoulemens,
ils ont donné le nom de morve à tous ceux qui ſe
font par le nez. L'ignorance la plus profonde ſemble
avoir dicté tout ce qui eſt écrit ſur cette maladie,
dans nos Auteurs Vétérinaires depuis les Grecs.
Mais parmi toutes les erreurs ſur cet important article, il en eſt d'excuſables : ceux par exemple, qui
ont ſoutenu que la morve avoit ſon ſiége dans les
poumons, pouvoient pêcher de bonne foi ; peu ſcru-
puleux dans leurs recherches, peu éclairés ſur la nature des maladies, ils ont pû ſe laiſſer tromper par
l'apparence : la reſſemblance de deux maladies à pû
leur en impoſer, au moins ceux-ci n'ont-ils erré que
dans la diſtinction. Mais ſoutenir que la morve eſt
dans les reins, dans la rate, dans le foie, &c. C'eſt
aller contre les premieres notions de l'Hippotomie,
c'eſt ignorer qu'il n'y a aucune communication entre
ces parties & les naſeaux, c'eſt abuſer de la confiance
du public, c'eſt ſe rendre coupable envers la ſociété.
Tout homme qui écrit ſur une partie qu'il n'entend
pas, ſur-tout en médecine, devroit répondre de tous
les maux qui ſont une ſuite de ſes erreurs, parce qu'en
ce genre il n'en eſt point d'indifférentes.

Nous parcourrons dans nos démonſtrations quelques uns des procédés & des remédes indiqués dans
nos auteurs modernes, dont les éditions ſont les plus
multipliées, & dont les ouvrages ſont les plus accrédités,
du moins parmi les maréchaux, & nous montrerons combien il ſeroit dangereux de les en croire ſur leur parole.
Non il n'eſt pas poſſible que les auteurs de la plûpart de ces ouvrages, ayent poſſédés les moindres

pus blanc & mucilagineux, &
souvent des tuméfactions, ou
gonflements aux parotides quelquefois aussi la plénitude totale
de la mâchoire : les glandes sont
sensibles, finissent par s'abcéder

---

connoissances sur l'anatomie : pour peu qu'on ait quelque idée de la circulation, pourroit-on, sans rougir, indiquer comme un excellent reméde pour un pied plat, la ligature des veines du pâturon & ajouter, que cette ligature, en empêchant la nourriture de parvenir dans le pied, s'opposera au trop grand élargissement qui le rend défectueux. Si un malheureux paysan, eut voulu essayer du reméde, l'auteur qui a conseillé cette opération aussi absurde que dangereuse n'eût-il pas été coupable de ses suites. Mais revenons à notre premier objet.

M. *de Lafosse*, d'après des expériences réitérées, nous apprend que l'on doit distinguer trois espéces de morve, qui toutes trois ont leur siége dans la membrane pituitaire.

La premiere espéce, ou morve proprement dite, n'est ni mortelle ni contagieuse, parce qu'il en est d'un cheval atteint de cette maladie comme d'un homme *punais* : c'est une maladie locale qui n'entraîne que la perte de l'odorat & qui n'empêche point l'animal de remplir toutes ses fonctions : un cheval morveux de la premiere espéce boit & mange bien, a de l'ardeur, de l'embonpoint & est en état de servir comme un autre. Il seroit donc bien essentiel de mettre les Maréchaux des Régimens en état de distinguer cette espéce (qui est la plus commune), des deux autres.

La seconde espéce est contagieuse, parce qu'outre les symptômes de la premiere, elle offre de plus des

& fournir un pus caſeux & ſoluble dans l'eau.

Pro. Cette maladie eſt toujours favorable, quand il y a dépôt aux glandes & qu'elles s'abcédent. Elle ſe communique ſans danger & même s'inocule.

Cur. La diete, l'eau-blanche, une ſaignée ou deux avant l'écoulement, tenir l'animal chaudement, lui frotter les glandes, ou les tuméfactions avec l'onguent *baſilicum*, & lui faire reſpirer des fumigations émolientes, s'il y a une forte difficulté de reſpirer.

De la fauſſe Gourme.

Cau. Le métaſtaſe de l'humeur ſur le poumon ou ſur le larinx.

---

chancres, & ces chancres paroiſſent être la ſeule cauſe de la contagion.

La troiſieme eſpéce eſt dans le cas de la ſeconde parce qu'elle joint aux mêmes accidents un vice farcineux qui ſe manifeſte à l'extérieur, par des cordes de farçin ou des ulcéres. Ces deux dernieres eſpéces ſont produites par un vice dans le ſang.

Nous entrerons en parlant & en décrivant cette maladie, dans tous les détails qui peuvent y avoir rapport & que nous ne pouvons point placer dans cet abrégé.

Dia. Le cheval ne jette point ou prefque point , & le pus eft féreux
ou fanguinolant, il râle, a difficulté de refpirer , & le gofier
tuméfié.

Pro. Le cheval en périt pour l'ordinaire, & lorfqu'il en réchappe,
il devient glandé & quelquefois
la gourme dégénere en morve.
La fauffe gourme fe communique prefque toujours avec danger.

Cur. Les mêmes remédes que dans la
gourme bénigne.

De la Morfondure.

Cau. Un paffage du chaud au froid,
une tranfpiration arrêtée : cette
maladie reffemble au rhume dans
l'homme.

Dia. La toux, l'écoulement par les narines, cet écoulement eft limpi-
de , abondant dans les commen-
cements, épais fur la fin.

Pro. La morfondure peut dégénérer en
morve de la premiere efpéce lorfqu'elle dure plus de quinze jours
&

& qu'il fe forme des glandes fous la ganache; elle eft fans danger, & ne fe communique pas, même dégénérée en morve.

Cur. La diete, l'eau blanche, les fumigations de plantes émollientes, & tenir l'animal chaudement.

De la Courbature (*a*).

Cau. Les caufes font les mêmes que celles de la pleuréfie dans l'homme : c'eft une inflammation du poumon.

Diag. Le cheval a une fiévre confidérable, tient la tête baffe, eft dégoûté, refpire avec peine, touffe & jette par le nez une humeur glaireufe, quelquefois jaunâtre & quelquefois fanguinolante.

Pro. Pour l'ordinaire le cheval en guérit, mais quelquefois elle dégénere en pulmonie ; au refte elle ne fe communique pas.

(*a*) On donne quelquefois le nom de courbature à une fatigue ou laffitude fimple : mais ce n'eft point ce que nous entendons ici.

Cur. On traite la courbature comme la pleuréfie, les lavemens, les boiſſons adouciſſantes, les fumigations émollientes, & la ſaignée ſi les ſymptômes de l'inflammation annoncent qu'elle eſt conſidérable.

De la Pulmonie.

Cau. Toujours une ulcération du poumon à la ſuite de ſon inflammation, ou d'une gourme maligne, d'une courbature, d'un vice farcineux, &c. quelquefois une mauvaiſe conformation de la poitrine.

Dia. Le cheval touſſe, dépérit, a le poil hériſſé, preſque toujours de la fiévre, perd l'appétit, a des ſueurs plus ou moins abondantes : il jette preſqu'autant par la bouche que par le nez, un pus blanc, glaireux, & ſouvent ſanguinolant ; il remue les mâchoires immédiatement après la toux pour tâcher de ravaler le pus qu'il a expectoré ; il a la ganache évuidé, preſque jamais de glande,

& lorfqu'il en a, elles font petites, molaffes & des deux côtés
de la mâchoire ; rarement il a
des chancres, il faut pour cela
qu'il y ait complication de maladies.

Pro. Toujours mortelle & dégénérant
en morve quand elle dure long-
tems, mais ne fe communiquant
que lorfqu'elle eft la fuite d'un
vice farcineux.

Cur. On pallie cette maladie en fuivant
le régime indiqué ci-après pour
la toux, & par l'ufage des beaumes naturels , pris intérieurement & en fumigation.

De la Pouffe.

Cau. L'épaiffiffement du fang ou fa
trop grande abondance, le relâchement des vefficules du poumon, les tubercules, les pierres
pulmonaires, les adhérences du
poumon à la plévre.

Dia. Le cheval jette une humeur tam
ponnée par les narines , foit en
buvant, foit en s'ébrouant, foit

en expectorant : il a de la toux ou n'en a pas, & cela felon les caufes qui produifent cette maladie, mais il a toujours le battement du flanc en deux tems.

Pro. Le mal n'eft curable que quand il vient de pléthore, cependant le cheval n'en périt pas ou du moins il vit long – tems. Cette maladie ne fe communique pas.

Cur. A la pléthore, la faignée, la diete ; dans tous les cas on pallie la pouffe en retranchant le foin & en nourriffant avec de la paille.

De l'Ozéne ou morve proprement dite de la premiere efpéce.

Cau. L'ozéne eft une ulcération de la membrane, pituitaire elle peut être la fuite d'un paffage du chaud au froid, d'un coup donné fur le nez, ou bien la fuite d'une injection trop aftringente en cette partie ou d'un breuvage donné par les nafeaux. . Cette premiere efpéce eft un vice local qui ne fe communique point & qui n'entraîne que la perte de l'odorat.

Dia. Le cheval ne touffe point, a de l'embonpoint, boit & mange bien, jette d'un feul côté s'il n'eft glandé que d'un côté, ou jette des deux s'il eft glandé des deux ; le pus eft cafeux, friable, abondant, & foluble dans l'eau, fe durcit & devient plâtreux dans les acides : les glandes font dures, fquirrheufes, infenfibles, adhérentes, ou non adhérentes ne s'abcédant jamais.

Cur. La maladie, prife dans fon principe, eft curable, elle exige les faignées, les fumigations adouciffantes dans le commencement, les fumigations déterfives dans l'état, & les defficatives dans le déclin.

De la morve de la feconde efpéce.

Cau. Un vice quelconque dans la maffe du fang, une gourme métaftafée.

Dia. Le cheval ne touffe point & fe maintient affez longtems dans un bon état ; le pus qu'il jette par les narines eft peu abondant,

I iij

féreux, noirâtre, mêlé d'un mucilage blanc & noir, les glandes font comme dans la premiere efpéce, mais fouvent plus petites & plus adhérentes. Le cheval eft plus ou moins chancré, & fouvent il l'eft dans toute l'étendue de la membrane pituitaire.

Pro. Le cheval vit longtems & ne périt qu'à la longue : cette maladie fe manifefte pour l'ordinaire par un faignement de nez quelquefois confidérable, elle fe communique de nafeau à nafeau, & cela fur le champ, c'eft-à-dire, qu'un cheval fain qui refpire l'haleine d'un cheval affecté de cette feconde efpéce de morve, devient morveux lui-même, & huit ou dix jours après, il lui furvient une glande fous la ganache, qui annonce fon état.

Cur. Dans la morve confirmée, il n'eft point de remede, on peut cependant tenter ceux déjà indiqués pour la premiere efpéce, & les dépuratifs, felon la caufe qui a vicié le fang.

De la troisieme espéce de morve.

Cau. Un vice farcineux assez analogue au virus vénérien, mais beaucoup plus actif.

Dia. Le cheval a tout le corps parsemé de cordes de farcin, il jette par les narines, tousse & sent très-mauvais, le pus est toujours sanieux & sordide, les glandes dures & insensibles, les chancres abondans. Les cornets du nez & même les os ne tardent pas à être entierement cariés.

Pro. L'animal ne survit pas longtems, plusieurs viscéres, tant de la poitrine que du bas-ventre, sont affectés, & cette maladie est incurable.

T A R E S extérieures de cette partie.

LE BOUT DU NEZ GROS.

Cau. La construction.

Pro. De peu de conséquence, mais difforme & rendant la tête lourde.

Renifleur.

Cau. La peur ou l'inquiétude.

Dia. Sous le cavalier ou en main.

Pro. Défaut essentiel pour un cheval de troupe.

Cur. Nul reméde pour l'ordinaire.

Siffleur ou Cornard.

Cau. La mauvaise construction du larinx ou des naseaux.

Dia. Au bruit qu'il fait avec les narines.

Pro. Qu'il peut tomber faute d'haleine, & ne pas fournir.

Cur. Nul remede quant au larinx ; fendre les naseaux.

Des lévres & de leur commissure, du menton & des barbes.

Les lévres sont ces duplicatures de peau qui se présentent en devant de la bouche ; l'une est supérieure, l'autre inférieure : leur réunion se nomme commissure. Elles doivent être petites, fermes & bien collées sur les dents.

Le bord de chaque lévre est tranchant, chargé extérieurement de poils fort longs dans certains chevaux : à ce même bord, intérieurement, se voit une petite ligne jaunâtre chargée de plusieurs petits points. On met au rang des tares une lévre supérieure trop grosse, & une lévre inférieure trop pendante : le premier de ces défauts a sa cause dans la construction ; le second peut être une suite de la paralisie du muscle releveur. Le menton fait partie de la lévre inférieure dans le cheval : on demande qu'il se termine en pointe. C'est sur le menton qu'est située la barbe, qui consiste en quelques crins épars çà & là.

Structure des lévres.

Les lévres sont mues par le moyen de dix-neuf muscles dont un impair qui sert d'attache commune aux autres, & qui est nommé orbiculaire. Il est situé à l'extrêmité des lévres, & sert à rapetisser la bouche. Les dix-huit autres sont neuf de chaque côté, savoir ; trois propres à la lévre supérieure, trois propres à la lévre inférieure, & trois communs aux deux lévres.

Le premier des muscles propre à la lévre supérieure, est le releveur ou grand incisif. Il s'attache à l'os du grand angle, & va fe perdre dans l'orbiculaire, ainfi que tous les autres dont nous n'indiquerons que les attaches.

Le fecond eft l'abaiffeur : Il a fon attache au bord alvéolaire des dents incifives.

Le troifieme eft l'abducteur : c'eft le plus large des trois. Il s'attache fur la partie latérale de la future tranfverfale.

Le premier des mufcles propres à la lévre inférieure, eft le long releveur. Il s'attache à l'apophyfe coronoïde de l'os de la mâchoire proche fon articulation avec la tête.

Le fecond eft : le court abaiffeur. Il a fon attache au bord alvéolaire de la dent du coin.

Le troifieme eft l'abducteur : Il tire fon origine du mufcle peaucier qui recouvre le maffeter proche l'angle de la mâchoire inférieure.

Les mufcles communs font. 1°. Le zigomatique. Il a fon attache à la crête de l'os de la pommette, qui eft une continuation du zigoma.

2.° Le buccinateur : Il s'attache à la partie moyenne de l'os maxillaire proche le trou de ce nom ; & au-lieu de ſe terminer à l'orbiculaire, il ſe perd dans le bord alvéolaire de la mâchoire inférieure.

3.º Le molaire : celui-ci eſt très-long. Il a ſon origine à la partie inférieure de l'apophyſe coronoïde, & vient ſe terminer à l'orbiculaire, après s'être adhéré au bord alvéolaire.

De la Bouche.

La bouche eſt cette grande ouverture qui s'étend depuis les lévres juſqu'au goſier. Elle ſe diviſe en avant & en arrière-bouche.

L'avant-bouche qui s'appelle auſſi bouche proprement dite, s'étend de l'une à l'autre commiſſure. Pour être bien proportionnée, elle doit former un groupe agréable : trop fendue ou trop peu, la rend également défectueuſe.

L'avant-bouche ſe diviſe en parties contenantes & en parties contenues : Les contenantes ſonts déja nommées ; les contenues ſont les gencives, les barres, le palais, les dents & la langue.

Les gencives, tant en dedans qu'en

dehors, ne font que la duplicature de la peau.

Les barres font cette portion de la mâchoire inférieure, qui eft recouverte par la peau, & qui fe trouve entre le crochet & la premiere dent molaire. Elle font épaiffes ou tranchantes, felon que l'os de la mâchoire eft plus ou moins arrondi. Elles font charnues, lorfque la peau y fait plufieurs plis.

Le palais eft cette peau fillonnée qui s'étend depuis le voile palatin & depuis les os palatins eux-mêmes, jufqu'aux gencives de la mâchoire fupérieure. Sa partie antérieure eft moins fillonnée, mais plus élevée en dos d'âne. Dans les poulains, c'eft ce qu'on appelle le lampas ou féves, que nombre d'auteurs ont regardé comme une caufe de dégout : l'ignorance a conclu de cette affertion, qu'on devoit y porter le feu ; opération abfurde & qui peut avoir les fuites les plus graves.

La langue eft cette maffe charnue enveloppée de peau, dont la figure reffemble affez à celle d'une forme de foulier : elle tient d'une part par fes mufcles & par la peau à l'os hyoïde ; de l'autre, elle eſt vacillante, applatie, & cependant un peu arrondie. Sa baſe eſt quarrée. Là peau qui contient ſa partie moyenne , ſe prolonge en forme de mammelon : c'eſt ce mammelon qui eſt ſouvent déſigné ſous le nom de barbillon ou de barbe. Ces barbillons ont été le ſujet de pluſieurs erreurs.

La langue eſt recouverte par trois peaux, & mue par l'action de ſept muſcles. Ce ſont les réſultats des fibres charnues de ces muſcles qui compoſent ſa ſubſtance.

Des ſept muſcles de la langue, trois ſont pairs: le ſeptieme eſt impair & appellé muſcle mentonnier. Il eſt ſitué tranſverſalement entre les deux branches de la mâchoire inférieure, & s'attache de chaque côté au bord alvéolaire interne des premieres dents molaires. Son uſage eſt d'élever la langue & d'opérer un mouvement mixte avec les autres muſcles , ſoit pour la porter hors de la bouche, ſoit pour la ramener en arrière.

Le premier des trois muſcles pairs , c'eſt le génioglosse. Il s'attache au bas de la ſimphiſe qui unit les deux piéces de la mâchoire inférieure, & fe termine au corps de la fourchette de l'os hyoïde, à la divifion de fes branches. Ce mufcle tire la langue en avant, de concert avec le mentonnier.

Le fecond des mufcles pairs, c'eft le bafiogloffe. Il s'attache aux parties latérales & moyennes des branches & du corps de la fourchette de l'hyoïde, & va fe terminer à la bafe de la langue. Ce mufcle tire la langue en bas.

Le troifieme eft l'hyogloffe : c'eft le plus long de tous. Il s'attache à la partie inférieure & externe de la grande branche de l'os hyoïde, & fe diftribue fur les côtés de la langue. Ce mufcle tire la langue fur le côté.

Tout le monde connoît les dents. Elles varient dans le cheval, felon l'âge : cette variation porte fur leur figure & fur leur nombre. Nous allons en donner une idée fuccinte.

Le cheval naît avec fix dents molaires à chaque mâchoire.

Dix jours après, il pouffe deux pinces à chaque mâchoire.

Quinze jours après, paroiffent les mitoyennes.

A trois mois & demi , fortent les coins.

A fix mois, les incifives font de niveau & creufées inégalement, les pinces moins que les mitoyennes ; celles-ci moins que les coins.

A un an, on diftingue un col à la dent: fon corps a moins de largeur & eft plus rempli. Il fe trouve à cet âge , quatre dents molaires de chaque côté de la mâchoire, dont trois de poulain, & une de cheval.

A dix-huit mois, les pinces font pleines & le cheval a cinq dents molaires, trois de lait, & deux de cheval.

A deux ans , les dents de lait, font rafées ; les premieres molaires tombent.

A deux ans & demi ou trois ans, les pinces tombent.

A trois ans & demi, les fecondes molaires tombent , ainfi que les mitoyennes.

A quatre ans , le cheval a fix dents molaires, cinq de cheval, une de lait.

A quatre ans & demi, les coins tombent, ainfi que la derniere molaire de lait.

A cinq ans , quelquefois plutôt, les crochets percent.

A cinq ans & demi, la muraille interne de la dent du coin, eſt preſqu'égale à l'externe & le crochet preſque dehors.

A ſix ans, les pinces ſont raſées entierement, la muraille des coins l'eſt un peu auſſi , & le crochet émouſſé.

A ſept ans , les mitoyennes ſont raſées , ou peu s'en faut , & le crochet uſé de deux lignes.

A ſept ans & demi, les coins ſont preſque raſés , & le crochet uſé d'un tiers.

A huit ans , le cheval eſt raſé entierement, & le crochet s'arrondit.

A neuf ans , les chevaux n'ont preſque plus de ſillons aux crochets , & les pinces ſont plus rondes.

A dix ans , les crochets n'ont plus de crénelure , & ſont plus arrondis.

A douze ans, les crochets ſont totalement arrondis, & les pinces moins larges & plus épaiſſes.

A quinze ans les pinces ſont triangulaires, & plongent en avant.

A vingt ans , les dents inciſives ſont plates des côtés, & écartées.

Il

Il est beaucoup d'erreurs sur les dents & les sur-dents.

L'arrière-bouche est cette cavité qui contient la partie supérieure du larinx & du pharinx : elle est séparée de l'avant-bouche par une cloison aponévrotique nommée voile du palais. Cette cloison est échancrée dans sa partie inférieure, pour laisser passer les alimens qui, par leur poids, abaissent l'épiglotte sur la glotte, & vont gagner le conduit de l'œsophage, pour arriver à l'estomac.

L'échancrure du voile du palais, sert encore à faciliter le mouvement de l'épiglotte, dans les instants de la respiration : l'air sort du larinx qui le reçoit du poumon, éléve l'épiglotte & enfile les fosses nasales. Le cheval ne respire par la bouche que lorsqu'il se rencontre des obstructions dans ces fosses.

Le larinx est cette caisse cartilagineuse qui forme la partie supérieure de la trachée-artère, ou conduit aërien qui transmet l'air au poumon.

Le larinx, est situé au fond de l'arrière-bouche; il est composé de cinq cartilages; le thiroïde, le cricoïde, les

K

deux arythénoïdes (qui, par leur réu-nion, forment la glotte), & l'épiglotte qui eſt une eſpéce de capuchon qui ſert à refermer la glotte, dans le moment de la déglutition.

Les muſcles qui font mouvoir ces cinq cartilages, ſont au nombre de dix-ſept, ſavoir, huit pairs & un impair : celui-ci eſt l'hyo-épiglottique : il a ſon attache au dedans du corps de la four-chette de l'os hyoïde, & ſe termine à la partie inférieure de la convexité de l'é-piglotte. Son uſage eſt de la relever. Voyons les huit muſcles pairs.

1°. Le ſterno-thyroïdien : Il eſt très-gréle & a ſon attache à la pointe du *ſternum*, & ſe termine à la partie la-térale & inférieure du cartilage thy-roïde. Ce muſcle tire en bas le larinx.

2°. L'hyo-thyroïdien ſert à élever le cartilage thyroïde, à la partie ſupérieu-re du quel il ſe termine : Il a ſon atta-che au bord inférieur de la branche de la fourchette de l'os hyoïde.

3°. Le thyro-crico-hydien a ſon at-tache au bord inférieur du cartilage thyroïde, & ſe termine au bord antérieur du cartilage cricoïde. Il fert à rapprocher ces deux cartilages.

4°. Le crico-arythéno-hïdien, ainfi nommé à caufe de fa pofition, a fon attache au bord inférieur du cricoïde, & va fe terminer fur le corps du cartilage arythénoïde. Sa fonction eft de porter en arrière ce dernier cartilage.

5°. L'arythéno-hïdien eft un petit mufcle fitué fur le cartilage arythénoïde. De concert avec fon congénère, il fert à l'écartement de ces deux piéces cartilagineufes.

6°. Le thiro-arythéno-hïdien fupérieur a fon attache dans la face interne du cartilage thyroïde, un peu fupérieurement, & vient fe terminer à la partie latérale du cartilage arythénoïde.

7°. Le thiro-arythéno hïdien inférieur a fon attache inférieurement à cette bande ligamenteufe qui unit les deux faces du cartilage thyroïde : il fe termine à la face latérale du cartilage arythénoïde. Son ufage, ainfi que celui du précédent, eft de rétrécir le larinx dans cette partie.

8°. Le thiro-arythéno-hïdien latéral a fon attache à la face interne & inférieure du cartilage thyroïde, & va se terminer à l'angle inférieur du cartilage arythénoïde. Il sert à diminuer la capacité du larinx, en portant en dedans le cartilage arythénoïde.

Il est très-dangereux de comprimer avec la main ces parties, comme le font souvent ceux qui veulent faire tousser un cheval.

Le voile du palais a six muscles, trois de chaque côté; le stilo-palatin, le péristafilin, (qui concourt par une de ces faces, à former le conduit nommé trompe d'eustache) & le velo-palatin. Les deux premiers prennent leur attache à l'apopyse stiloïde des os pierreux des tempes. Le troisieme est un corps charnu qui se termine par une aponévrose adhérente, à presque toutes les parties voisines.

Le pharinx n'a été séparé du voile du palais, que pour se conformer aux auteurs qui ont jugé à propos de les distinguer. C'est une espéce de boyau musculeux qui s'étend depuis les os ptérigoïdiens, jusqu'au corps de la fourchette de l'os hyoïde, & depuis le corps de l'os sphénoïde, jusqu'à l'œsophage. Les mufcles du pharinx fervent à opérer le mouvement de déglutition, c'eft-à-dire, à déterminer les alimens à enfiler l'œfo-phage pour être portés dans l'eftomac. Ces mufcles font au nombre de dix-fept, huit pairs & un impair : celui-ci eft nom-mé œfophagien, a fon attache à la partie inférieure du pharinx, & s'étend tout le long de l'œfophage : c'eft un amas de fibres charnues. Les huit pairs font :

1°. Le ptérigo – pharyngien : Il a fon attache tout le long de l'os ptérigoïde, & vient fe terminer à la partie interne de la fourchette de l'os hyoïde. La fonc-tion eft de relever le pharinx dans fa partie fupérieure.

2°. Le pharyngien : il a fon attache derrière le précédent, & vient fe ter-miner à la partie fupérieure & pofté-rieure du pharinx : il fert à relever le pharinx.

3°. L'hyo – pharyngien poftérieur a fon attache à la face interne de la grande branche de l'os hyoïde, un peu au-def-fous de fon angle arrondi, & fe termine à la partie poftérieure du pharinx. Son ufage eft de dilater & de relever en arrière le pharinx.

K iij

4°. L'hyo-pharyngien latéral a son attache à une des branches de la fourchette de l'os hyoïde : il se termine au-dessous du précédent. Il sert aussi à relever le pharinx.

5°. L'hyo-pharyngien inférieur a son attache à la partie inférieure de la face interne des grandes branches de l'os hyoïde : il se termine au-dessous du précédent ; & sert à dilater le pharinx.

6°. Le thyro-pharyngien a son attache en devant du cartilage thyroïde, & se termine à la partie postérieure du pharinx.

7°. Le crico-pharyngien a son attache en devant du cartilage cricoïde, & va se terminer au-dessous du précédent. L'usage de ces deux muscles est de diminuer la capacité du pharinx.

8°. L'arythéno-pharyngien a son attache à la partie inférieure du cartilage arythénoïde, se termine au muscle œsophagien.

Ces muscles existent dans tous les chevaux, mais n'y sont pas tous également sensibles.

La salive qui humecte continuellement la bouche, & qui est une hu-

meur néceſſaire à la digeſtion, eſt fil-
trée par ſix eſpéces de glandes qui toutes ont dans la bouche leur canal excréteur.

1°. Les parotides ou avives ſont placées de chaque côté, entre la mâchoire
inférieure & la premiere vertébre du
col. Ce ſont les plus conſidérables de
toutes.

2°. Les maxillaires ſont ſituées au-
deſſous de la mâchoire à laquelle elles
ſont adhérentes.

3°. Les ſublinguales ſont deux glandes qui ont la figure d'une navette.
Elles ſont ſituées tout le long des parois
internes de la mâchoire inférieure, une
de chaque côté. Elles ont environ quatre pouces de long.

4°. Les glandes labiales ou buccales
ſont de petits points rougeâtres placés
ſur les muſcles buccinateurs & ſur l'intérieur des lévres.

5°. Les amigdales ſont ſituées dans
l'arrière-bouche.

6°. Les glandes palatines ſont ſituées
entre la peau & les os maxillaires.

K iv

Tares & maladies qui ont rapport à la bouche.

TIC EN L'AIR.

Cau. La mauvaise habitude.

Dia. Dans l'écurie , le mouvement continuel de la tête.

Pro. En ce que cela fatigue.

Cur. Le collier de cuir en empêche l'action.

Tic sur la mangeoire.

Cau. La mauvaise habitude de lécher les sels qui se trouvent collés aux murs des écuries.

Dia. En ce qu'alternativement il mord la mangeoire, & qu'il a comme le hoquet.

Pro. Pour l'ordinaire, l'animal dépérit & est maigre.

Cur. Le collier comme ci-dessus.

Salivation.

Cau. Une fluxion, la pousse des dents, la carie des dents, des coups donnés sur la tête, des aphtes dans la bouche, la sabure de l'estomac, &c.

Dia. La furabondance de la falive &
fon épaiffiffement.

Pro. De peu de conféquence.

Cur. A la pouffe des dents , on employera les rafraîchiffans ; à la
carie , les huiles effentielles de
gérofle, de canelle ; aux aphtes ,
l'application du colyre de *Lan-*
fran ou la pierre de vitriol ; aux
coups , les faignées & les rafraîchiffans.

Plaies , carie au palais.

Cau. La deftruction de la prétendue
féve ou *lampas.*

Dia. En ouvrant la bouche derrière les
dents incifives.

Pro. Difficile à opérer & à guérir ,
étant proche de l'artère palatine.

Cur. En enlevant la carie.

Barres offenfées.

Cau. Une trop forte preffion du mors
fur elles.

Dia. La rougeur , la fenfibilité, une
plaie , & fouvent la carie.

Pro. De peu de conféquence, quant à la
guérifon ; mais conféquent quant

à la fenfation du mors, parce qu'a-
près la guérifon, il y a pour l'ordinaire perte de fentiment.

Cur. L'abfence du mors ; enlever la
carie, fi elle exifte, toucher d'a-
bord cette partie avec l'efprit de
vin, & baffiner enfuite avec le
vin mielé.

Fiftule aux Barres.

Cau. La trop grande preffion du canon
du mors, les faccades.

Dia. Une fiftule & la fanie qui en fort.

Pro. Difficile à guérir.

Cur. En enlevant la carie qui produit
la fiftule.

Aphtes ou efpéces d'ulcéres peu profonds.

Cau. Un vice dans le fang, à la fuite
du farcin, d'une putridité ; il en
furvient dans la bouche, le larinx,
dans la trachée-artère, dans l'œ-
fophage.

Dia. Leur peu de profondeur, leur
lividité, leur grande fenfibilité.

Pro. Ils font de peu de conféquence,
quand ils viennent à la fuite d'une

inflammation , & font graves dans les maladies putrides & dans les épidémies.

Cur. L'application de la pierre de vi-triol ou le colyre de *Lanfran* ; mais fouvent il faut traiter la caufe qui les produit.

Bégut.

Cau. Le peu d'ufure des dents.

Dia. La longueur & l'égalité dans les creux des dents incifives.

Pro. De nulle conféquence & fans re-méde.

Dents cariées.

Cau. La moleffe de l'émail des dents , les ulcères aux alvéoles, des dents caffées.

Dia. L'infpection de la bouche , au moyen du pas d'âne.

Pro. De peu de conféquence.

Cur. Enlever la carie en burinant les dents.

Langue petite.

Cau. La conftruction.

Pro. Rendant la maſtication & la dé-glutition laborieuſe.

Langue pendante.

Cau. La conſtruction ou quelqu'acci-dent ſurvenu.

Pro. Dans le cas de perdre beaucoup de ſalive, & de maigrir.

Cur. Les acides en lotion , & ſouvent la couper.

Langue coupée.

Cau. Une longe mal placée dans la bouche.

Dia. La difficulté de mâcher & d'ava-ler, l'effuſion du ſang.

Pro. De peu de conſéquence lorſque les principaux vaiſſeaux ne ſont point coupés.

Cur. Du vin mielé mis ſur la langue , & la ſection totale ſi les princi-paux vaiſſeaux ſont coupés.

Faire les forces.

Cau. L'habitude.

Dia. Roulement des mâchoires ſur les côtés.

Pro. De peu de conféquence, fi ce n'eft
que les dents s'ufent.

Braillard.

Cau. Le defir de quelque chofe ou la
souffrance.
Dia. Le henniffement perpétuel.
Pro. Défaut effentiel pour un cheval de
troupe.
Cur. Quelquefois l'incifion des narines.

Gueulard.

Cau. Des barres offenfées ou mauvaife
éducation.
Dia. Le cheval ouvre la bouche à la
moindre preffion du mors.
Pro. Défaut effentiel pour un cheval de
troupe.
Cur. Nul reméde pour l'ordinaire.

Des joues, de la ganache, de l'auge & des avives.

Les joues font fouvent confondues
avec la ganache : il eft cependant bien
néceffaire de les diftinguer.

On appelle joue cette furface latérale
& unie, faifant partie de la mâchoire

inférieure, & située à côté de la face.
Elle doit être plate.

La ganache est l'arrondissement du
bas de la joue. L'entre-deux des joues,
se nomme dessous de la ganache : dans la
belle nature, ce dessous doit être creux,
évidé & évasé. Le contraire s'appelle
ganache pleine; & c'est un défaut, Les
chevaux naissent ordinairement avec la
ganache évidée : elle ne devient pleine
qu'à la suite de la gourme, principalement de la fausse.

La partie inférieure du dessous de
cette ganache, vers le menton, se
nomme l'auge. Il doit être petit &
évidé. C'est dans cet endroit, que doit
poser la gourmette, touchant à la réunion des deux piéces de la mâchoire
inférieure.

Les avives ou parotides, dont nous
avons déjà parlé, doivent être peu ap-
parentes.

TARES & maladies de cette partie.

Joues charnues & grosse Ganache.

Cau. La construction.

Pro. Chacun de ces défauts rend la tête pesante.

Fistule à la mâchoire inférieure ou à l'os Hyoïde.

Cau. La suite d'un dépôt sous la mâchoire, produit par la gourme, ou autre vice.

Dia. La quantité de matiere ou de pus, ou la surabondance de la salive; le tact de la sonde sur l'os, peut indiquer s'il y a carie.

Pro. La carie est curable. La section du canal salivaire est incurable.

Cur. Il faut 1°. débrider la fistule; s'il y a carie, faire exfolier l'os, & traiter ensuite la plaie avec les digestifs animés.

Glandé de Morve.

Cau. Un passage du chaud au froid, un vice dans le sang, un coup donné

Dia. La dureté, l'insensibilité, son peu de chaleur.

Pro. Dangereuse lorsqu'elle provient d'un vice, & souvent incurable.

Cur. Les frictions fondantes, l'onguent mercuriel.

Gonflement aux Avives.

Cau. Une humeur, un coup.

Dia. Une tumeur aux glandes parotides.

Pro. De peu de conséquence, à moins qu'elle ne dégénére en fistule.

Cur. Les adoucissans d'abord, ensuite, les résolutifs.

Fistule aux Avives.

Cau. La suite d'un dépôt critique dans cette partie ; une opération mal faite, ou la suite d'une ouverture quelconque faite par le préjugé ordinaire au sujet des tranchées.

Dia. La section du canal salivaire, l'écoulement perpétuel de la salive, le peu d'ouverture qu'a la peau.

Pro. Presque toujours incurable.

Cur. Se guérit de lui-même, car on ne sauroit y porter l'instrument sans courir les risques d'aggraver le mal, il faut absolument laisser agir la nature.

Du

D u C o l,
Seconde partie de l'avant-main.

Le col comprend l'encolure , le col proprement dit, & le gosier.

L'encolure est la masse de chair qui soutient les crins connus sous le nom de criniere. Elle doit être charnue , arrondie supérieurement. Lorsqu'elle est droite, on l'appelle fausse-encolure ; & col de hache, lorsqu'elle est creusée ou décharnée. Ces deux défauts annoncent presque toujours de la foiblesse dans l'avant-main. Dans le cheval de selle , l'encolure ne doit pas être longue, mais bien relevée.

Le col proprement dit, est la partie moyenne du col qui donne la base à l'encolure. Il est formé dans le cheval (comme dans tous les quadrupédes sans exception,) de sept vertébres nommées cervicales. La premiere a retenu le nom d'atlas, & différe des autres, en ce qu'elle n'a ni corps, ni apophyse épineuse, ni apophyses obliques : c'est une espéce de bague. La seconde est nommée axis (essieu ;) c'est la plus grosse de toutes : elle différe de la

premiere , en ce qu'elle a un corps ,
des apophyses obliques & une épineuse :
elle différe des cinq qui la suivent, par
son apophyse odontoïde qui manque
aux autres. Cette apophyse s'enchasse
dans la premiere vertébre, comme un
axe , & permet à la tête un mouvement de pivot.

La seconde vertébre est liée à la premiere, par quatre ligamens, un capsulaire, deux longitudinaux, & un trans-
versaire.

Les autres vertébres sont unies entr'elles & avec la seconde , par trois
ligamens, savoir : deux capsulaires &
un intermédiaire.

Outre cela, le ligament cervical ou
vertébral externe , dont nous avons
parlé, y prend adhérence.

Les vertébres cervicales sont la premiere partie de cette colonne osseuse,
à laquelle on a donné le nom d'épine.
Cette colonne est composée de vertébres vraies & de fausses. Les premieres
au nombre de trente-une , sept cervicales, dix-huit dorsales ou du dos , &
six lombaires , sont appellées vraies ,
parce qu'elles laissent (par un trou qui

fe trouve dans leur corps,) un paſſage à tout le corps de la moëlle épiniere.

Les fecondes nommées fauſſes, parce qu'elles ne reçoivent que des ramifications de la moëlle épiniere, font l'os *facrum* & les dix-fept ou dix-huit oſſelets de la queue.

Toutes ces vertébres ont en général, chacune une apophyſe épineuſe qui s'é-léve perpendiculairement à leur corps, deux tranſverſes & quatre obliques fituées latéralement.

Les fept vertébres du col font fléchies & étendues, portées fur les côtés, par le moyen de vingt-fept muſcles, dont douze extenſeurs, fept fléchiſſeurs & huit latéraux.

Les extenſeurs font fix de chaque côté & font diviſés en communs à la tête & au col, en propres à la premiere vertébre, & en communs au reſte des vertébres cervicales.

Les muſcles communs à la tête & au col, ont deja été décrits à l'article de la tête : ce font le fplenius, le grand complexus & le long commun. Les trois autres font :

1.º Le gros extenſeur: Il eſt propre

à la premiere vertébre : il a son attache sur le corps de la seconde, remplit
la face entiere de la premiere, & se
termine à toute la circonférence de son
bord.

2.° Le long extenseur : il a son attache
à l'apophyse oblique de la premiere vertébre dorsale, s'attache par des cordons
applatis aux apophyses transverses des
sixieme, cinquieme, quatrieme & troisieme vertébres cervicales, & se termine à la premiere vertébre.

2.° Le court extenseur : Il a son attache à la premiere apophyse épineuse
des vertébres dorsales, & se termine
à la partie inférieure du corps de la
deuxieme vertébre.

Lorsque le long ou le court extenseurs agissent sans leur congénere, ils
portent le col sur le côté.

Les muscles fléchisseurs sont au nombre de sept, trois pairs & un impair.
Celui – ci est le long fléchisseur : son
usage est de fléchir la premiere vertébre
sur la seconde. Il a son attache à toute
la face antérieure des sixieme, cinquieme, quatrieme & troisieme vertébres, passe par-dessus la deuxieme, sans

s'y attacher, & fe termine à la partie antérieure de la premiere.

La feconde vertébre eft fléchie par le premier des trois mufcles pairs. Il fe nomme le court fléchiffeur : il s'attache à l'apophyfe tranfverfe de la troifieme vertébre cervicale, & fe termine à la partie fupérieure de la deuxieme.

Les cinq dernieres vertébres font fléchies par le moyen des deux autres mufcles pairs : le premier eft le fcaléne. Il a fon attache au bord antérieur de la premiere côte, & fe termine aux apophyfes tranfverfes des fixieme, cinquieme & quatrieme vertébres cervicales.

Le fecond eft le fléchiffeur interne : il a fon attache dans la poitrine, fur le corps des cinquieme & fixieme vertébres dorfales, & il fe termine à la partie antérieure de l'apophyfe tranfverfe de la fixieme vertébre cervicale.

Les huit mufcles latéraux font quatre de chaque côté : ils font auffi appellés inter-tranfverfaires.

Le premier a fon attache au bord antérieur de la premiere côte, au-deffus du fcaléne , & fe termine à la partie inférieure de cette même apophyfe , jufqu'à celle de la fixieme, ainfi fucceffivement pour le troifieme & le quatriéme.

Le gofier eft la partie antérieure du col : il régne depuis le deffous de la ganache jufqu'à l'entre-deux des pointes des épaules.

Le gofier doit être faillant & un peu convexe dans fa partie moyenne. Quand il l'eft trop, on l'appelle gofier pendant : c'eft pour l'ordinaire le défaut des vieux chevaux : ce peut auffi être un défaut de conftruction.

C'eft aux jugulaires que l'on faigne ordinairement, à quatre doigts au-deffous de l'angle de la mâchoire inférieure : on doit chercher l'endroit où il n'y a point de valvule.

MALADIES du col.

Fiftule à la faignée.

Cau. Une faignée mal faite , une flamme mal-propre , la fection faite fur une valvule , un cheval qui fe fera frotté dans cette partie.

Dia. La tuméfaction, le peu d'ouverture de la fistule, le pus féreux qui en découle, l'induration de la veine au-dessus de la saignée, & la profondeur de la fistule, au moyen de la fonde.

Prog. Toujours curable.

Cur. Il faut débrider la fistule, en extraire la lymphe épaiffie, & traiter la plaie avec un digeftif fimple.

Le Rouvieux.

Cau. La mal propreté.

Dia. Dartres fur la criniere.

Prog. De peu de conféquence.

Cur. Les amers, les huiles empyreumatiques.

DU GAROT,
Troifieme partie de l'avant-main.

Le garot eft cette partie qui termine l'encolure. Il ne doit point être tranchant, encore moins trop arrondi ; mais être de niveau avec l'encolure, & un peu plus élevé fur les côtés, fans quoi il feroit expofé à être bleffé par l'arçon de la felle. Les plaies & bleffures du garot ne doivent jamais être négligées : on doit chercher à les deffécher promptement ; car fi l'on donnoit à la matiere le tems de pénétrer jufqu'aux cartilages qui recouvrent les apophyfes épineufes des deuxieme, troifieme & quatrieme vertébres du dos qui concourent à former le garot, il en réfulteroit une fiftule grave qui néceffiteroit à l'extirpation de ces cartilages.

Le garot eft recouvert par la continuation du ligament cervical qui eft très-large en cette partie.

TARES & maladies du garot.

GAROT GROS.

Cau. Défaut de conftruction, ou une tumeur inflammatoire ou fquirrheufe.

Dia. Aifé à appercevoir.

Prog. Nulle conféquence pour l'ordinaire.

Cur. Employer pour la fonte de la tumeur, les remédes analogues à fon efpéce.

Mal de garot.

Cau. Une tumeur, une plaie prove-
nue d'un coup ou frottement.

Dia. La chaleur, s'il y a inflammation;
la pulfation s'il y a abcès; & s'il
y a plaie, on s'affurera de la carie
par le moyen de la fonde.

Prog. Le mal eft toujours grave, quand
les apophyfes font cariées, & que
le ligament eft attaqué.

Cur. A l'abcès, le *bafilicum*, le biftouri,
les digeftifs fimples dans les com-
mencemens; enfuite les defficatifs.

Cors.

Cau. La compreffion d'une felle ou
d'une de fes parties.

Dia. Une induration fouvent dénuée
de poil, une férofité gangréneufe
qui fort de la circonférence, fon
infenfibilité.

Prog. De peu de conféquence toutes
les fois que les mufcles intercoftaux ne font pas attaqués.

Cur. Il faut, lorfqu'il ne tombe pas
de lui-même, le cerner avec le

biftouri dans la partie vive, & y employer le digeftif animé.

Du Poitrail,
Quatrieme partie de l'avant-main.

On diftingue fous ce nom le devant & le deffous. Le devant du poitrail doit être bien ouvert, & ne doit paroître faire qu'un feul & même corps avec l'épaule.

On y confidére la foffette qui eft un enfoncement léger dans la partie fupérieure, & les aiffelles qui font placées plus inférieurement un peu fur le côté.

Le deffous du poitrail doit être ouvert & plat.

Loupe au poitrail.

Cau. Une induration occafionnée par le frottement, par une humeur extravafée.

Dia. Une tumeur infenfible, quelquefois molle, quelquefois dure & dénuée de chaleur.

Prog. Si elle eft enkiftée, elle peut faire des ravages vers la poitrine ; fi elle est squirrheuse, elle est de peu de conséquence.

Cur. A l'une & à l'autre il faut, lorsqu'elle est d'une certaine grosseur, inciser, quelquefois extirper la tumeur en son entier, & employer ensuite les digestifs. Mais lorsque la loupe est nouvelle, on peut arrêter ses progrès par l'usage de l'eau, des résolutifs.

Avant-cœur.

Cau. Un coup, une tumeur.

Dia. Une tumeur en avant du poitrail.

Prog. Si la tumeur est phlegmoneuse, qu'elle se résoude ou s'abcède, elle est salutaire ; si elle tourne en gangréne, elle est dangereuse.

Cur. Les cataplasmes adoucissans, & les maturatifs s'il y a dépôt ou abcès.

DES JAMBES DE DEVANT,
Derniere partie de l'avant-main.

Elles comprennent l'épaule, la jointure de l'épaule, le bras, les ars, le coude, l'avant-bras, la chataigne, le genou, le canon, le nerf ou tendon, le boulet, le fanon, le garrot, le paturon, la couronne & le pied. Commençons par décrire toutes ces parties, nous verrons enfuite leurs tares & leurs maladies.

L'épaule eft cette partie qui s'étend depuis la partie fupérieure du garrot, jufqu'à la partie moyenne du poitrail. Elle doit paroître détachée de l'encolure dans fa partie antérieure ; elle doit l'être auffi du côté des côtes, mais un peu moins. Lorfque l'épaule eft trop ferrée, on l'appelle épaule collée ; & fi les deux le font également, on dit que le cheval eft chevillé. Lorfque l'épaule péche par trop d'embonpoint & trop de rotondité, on dit qu'il a l'épaule graffe ; ce qui lui ôte la liberté de cette partie.

L'épaule eft compofée d'un feul os nommé omoplate ou paleron. Cet os eft fitué obliquement de derrière en devant, fur la partie latérale & antérieure de la poitrine ; de façon que fa partie fupérieure s'étend jufqu'à la fix ou feptieme côte, tandis que fa partie inférieure & antérieure vient fe porter fur la deuxieme.

L'omoplate reffemble à une palette triangulaire. Sa face externe eft divifée en deux foffes, par une crête qui a retenu le nom d'épine de l'omoplate.

Cet os n'eft articulé qu'inférieurement avec l'humérus : un ligament capfulaire enveloppe fon articulation ; fon extrêmité fupérieure eft bordée d'un cartilage, & contenue feulement par fes mufcles releveurs.

L'épaule eft élevée, abaiffée, portée en avant & en arrière, par le moyen de fix mufcles.

1°. Le triangulaire, ainfi nommé à caufe de fa figure : Il eft fitué à la partie fupérieure de l'épaule. Il a fon attache au ligament épineux dorfal, depuis la troifieme apophyfe épineufe des vertébres dorfales, jufqu'à la treize ou quatorzieme : Il vient fe terminer par un tendon applati à l'épine de l'omoplate, fa fonction eft d'élever l'épaule & de porter un peu en arrière fon extrêmité fupérieure.

2°. Le rhomboïde eft fitué en dedans de l'épaule : il s'attache aux apophyfes

épineufes des troifieme, quatrieme &
cinquieme vertébres dorfales, & fe termine à toute la face interne du cartilage de l'omoplate. Il fert à élever l'épaule, & à porter un peu en avant fon extrêmité fupérieure.

3°. Le releveur de l'omoplate eft un
mufcle très-long, d'une figure arrondie
& pyramidale : Il a fon attache au liga-
gament cervical avec lequel il s'adhére
dans prefque toute fa longueur : vers fa
bafe, il s'en écarte pour fe terminer au
bord antérieur & fupérieur de l'omoplate en fe confondant avec le rhomboïde. Il éléve l'épaule, & la porte un
peu en avant par fon bord fupérieur.

4°. Le trapeze eft fitué fous l'aponévrofe du mufcle peaucier du col, & recouvre les mufcles de cette partie : Il
s'attache d'une part au ligament cervical, & de l'autre, à toute l'étendue du
mufcle commun à la tête, au col &
au bras; il fe termine par une large aponévrofe, au bord de l'épine de l'omoplate. Il éléve auffi l'omoplate, & la porte en avant.

5°. Le large dentelé : Il a la figure d'un
éventail dont la pointe eft en haut, &

recouvre preſque toutes les côtes & une partie du col : Il a ſon attache à la partie moyenne des neuf premieres côtes, par des appendices charnues qui forment cinq digitations , vers les dernieres vraies côtes, pour ſe confondre avec de pareilles digitations du grand oblique. Le large dentelé s'attache encore antérieurement aux apophyſes tranſverſes des quatre dernieres vertébres cervicales : enfin il ſe termine au bord ſupérieur de la face interne de l'omoplate , audeſſus du rhomboïde. Sa fonction eſt d'abaiſſer l'épaule.

6°. Le petit pectoral eſt un muſcle long & gros, ſitué à la partie antérieure de l'épaule : il a ſon attache à la partie antérieure & latéral du *ſternum* & au bord des cartilages des trois premieres côtes. Il ſe termine au bord ſupérieur & antérieur de l'omoplate. Son uſage eſt d'abaiſſer l'épaule.

La jointure de l'épaule avec le bras, doit être ſéche.

Le bras s'étend depuis l'épaule, juſqu'au coude , & doit ſuivre la proportion de l'épaule. On a ſouvent, pour ne pas dire toujours, confondu cette partie avec l'épaule ; & des deux, on n'en a fait qu'une : elles font cependant bien différentes.

Le bras eft formé d'un feul os long & arrondi nommé humérus. Il eft fitué obliquement de devant en arrière, formant un angle obtus avec l'épaule, le long de la partie antérieure & inférieure de la poitrine.

On le divife en corps & en extrêmité, comme tous les os longs. Il eft joint inférieurement avec les os de l'avant bras, par trois ligamens ; un capfulaire & deux latéraux. Supérieurement il s'articule avec l'épaule, & cette articulation lui permet un mouvement en tout fens. Ces divers mouvemens s'exécutent par le moyen de douze mufcles, favoir; trois releveurs, trois abaiffeurs ou rétracteurs, trois abducteurs, & trois adducteurs.

Les releveurs font : 1°. Le fur–épineux : il eft fitué à la partie antérieure de l'épaule, rempliffant toute la foffe fur-épineufe ; il vient enfuite fe terminer à la partie antérieure & fupérieure de l'humérus.

2°. Le commun : celui-ci eft propre,
à la

à la tête, au col & au bras: il a fon attache par quatre appendices charnues & tendineufes, aux apophyfes tranfverfes des deuxieme, troifieme, quatrieme & fixieme vertébres cervicales, & par une légere aponévrofe à la partie fupérieure de la tête. Il fe termine d'une part, par un tendon très - court, à la partie moyenne de l'humérus; & de l'autre, par une aponévrofe très-large qui defcend jufqu'à la partie inférieure de cet os.

Ce mufcle eft un des principaux agens de cette extrêmité. Son ufage eft plus ou moins marqué, felon l'allure du cheval.

3°. Le releveur propre eft moins confidérable que le précédent. Il a fon attache à la partie antérieure & inférieure de l'omoplate, & fe termine à la partie antérieure & moyenne de l'humérus.

Ces mufcles agiffent dans les trois allures du cheval.

Les trois abaiffeurs ou rétracteurs font:
1°. L'abaiffeur proprement dit : il a fon attache au bord fupérieur poftérieur & interne de l'omoplate, au-deffous du

M

bord arrondi du cartilage : il se termine à la partie interne & presque moyenne de l'humérus.

2°. Le large dorsal : il est assez mince, à raison de sa largeur. Il a son attache par une aponévrose, au ligament épineux dorsal, en se confondant avec le long dentelé ; il vient ensuite se terminer avec le précédent.

En considérant l'attache & l'insertion de ces deux derniers muscles, on seroit tenté de les regarder comme des adducteurs du bras : ils sont cependant abaisseurs, toutes les fois que les releveurs les ont portés en avant. Ces muscles sont les principaux moteurs, quand le cheval veut reculer.

3°. Le grand pectoral : sa fonction est à-peu-près la même que celle des précédens ; car il abaisse l'épaule & le bras, en les portant en arrière. Il a son attache aux cartilages des six & sept dernieres vraies côtes, à leur jonction au *sternum*, & se termine par deux tendons, d'une part à l'apophyse caracoïde de l'omoplate, & de l'autre à la partie antérieure & supérieure de l'humérus.

Les trois adducteurs sont, 1°. Le

scapulaire ; c'est cette masse en partie charnue, en partie tendineuse qui remplit toute la fosse scapulaire ou la face interne de l'omoplate. Ce muscle va se terminer à la partie supérieure & interne de l'humérus.

2°. L'adducteur est un petit muscle qui a son attache à l'apophyse caracoïde de l'omoplate, & qui se termine à la partie moyenne & interne de l'humérus.

3°. Le large pectoral est d'une figure à-peu-près quarrée : il est situé en dedans du bras. Il a son attache à la partie latérale du *sternum* aux deux tiers de son étendue, enveloppe les muscles du bras, pour se terminer ensuite par une large aponévrose, laquelle va s'attacher d'une part à la partie antérieure & inférieure de l'humérus, & de l'autre se propage sur les muscles de l'avant-bras, & leur fournit une enveloppe générale.

Ces trois muscles servent à rapprocher le bras en dedans, dans les voltes de la croupe au mur ou du dehors en dedans.

Les trois abducteurs sont : 1°. Le sous-épineux : ce muscle remplit la fosse sous épineuse de l'omoplate à laquelle il s'attache : il se termine à la partie

supérieure latérale & externe de l'humérus.

2°. Le long abducteur a son attache
au bord postérieur & supérieur de l'o-
moplate ; il se termine à trois travers de
doigts au-dessous du précédent.

3°. Le court abducteur a son attache
au bord inférieur & postérieur de l'o-
moplate & vient se terminer entre les
deux précédens.

Ces trois muscles ont une action alternative avec les abducteurs, dans les
voltes & les pas de côté.

L'avant-bras s'étend depuis le bras
ou depuis la partie inférieure de la poitrine jusqu'au genou, il doit être un
peu en pyramide renversée, charnu &
d'une longueur proportionnée. Il ne
peut même être trop charnu. Lorsqu'il
l'est peu, on l'appelle bras menue : alors
il forme toujours un cheval mol dans
son devant, sujet à broncher, & qui ne
tarde pas à devenir arqué ; quoiqu'on
rencontre de fort jeunes poulains ar-
qués, c'est ordinairement un défaut de
vieillesse ou d'usure.

Le coude est cette partie pointue située

derrière le bras. Il doit être bien détaché de la poitrine.

Les ars font cet efpace qui régne entre la poitrine & l'articulation de l'épaule & du bras ; la veine des ars doit être très-apparente (*a*). A un pied au-deffous environ fe trouve placée une portion de corne, d'une figure ovalaire, nommée chataigne : elle doit être petite. Cette efpéce de corne eft différente de celle des fabots ; elle eft plus compacte & plus molaffe. C'eft à cette partie que vont fe terminer plufieurs bandes aponévrotiques & cellulaires.

La chataigne eft fituée fur le canon dans les jambes de derrière.

L'avant-bras eft formé de deux os : 1°. Le radius qui eft placé antérieurement & qui eft proprement l'os de l'avant-bras. 2°. Le cubitus qui eft fitué poftérieurement, & dont la plus grande partie confifte dans fon apophyfe olécrâne

---

(*a*) L'on ne doit jamais faigner en dedans de l'avant-bras, comme la plûpart des Maréchaux le pratiquent, c'eft en devant fur la veine qui s'y rencontre, l'on tire beaucoup plus de fang, & l'on ne rifque pas de caffer fa flamme fur l'os, de le piquer & d'occafionner des fiftules en cette partie.

qui forme le coude : le reste n'est qu'une prolongation fort mince qui vient se terminer vers la partie moyenne & postérieure du radius , en s'ossifiant avec lui.

L'avant-bras n'a que deux mouvemens, celui de flexion & celui d'extension. Ces deux mouvemens s'exécutent par l'action de sept muscles, deux fléchisseurs & cinq extenseurs.

Les fléchisseurs sont : 1°. Le long : c'est un muscle très - considérable qui occupe la partie antérieure du bras. Il a son attache à la partie inférieure de l'omoplate : il va se terminer à la partie latérale un peu antérieure du radius. Ce muscle produit encore un tendon , lequel dégénere en une large aponévrose qui vient envelopper les muscles du canon, & tous ceux de l'avant-bras.

2°. Le court fléchisseur s'attache à la partie supérieure & externe de l'humérus : il se porte ensuite en avant, pour se terminer au-dessous du précédent.

Ces muscles fléchissent l'avant-bras sur le bras, dans toutes les allures.

Les extenseurs sont : 1°. Le long extenseur : Il a son attache au bord postérieur & supérieur de l'omoplate : il se termine à la partie supérieure & latérale interne du cubitus : il forme outre cela une large aponévrose qui sert d'enveloppe aux muscles de l'avant-bras.

2°. Le gros extenseur : c'est le plus considérable des muscles de cette extrêmité. Il est d'une figure triangulaire, & occupe, pour ainsi dire, lui seul, tout l'espace qui se rencontre entre l'omoplate & l'humérus. Il s'attache au bord postérieur de l'omoplate, & se termine à la partie supérieure. du cubitus ; mais il donne encore naissance à une large aponévrose qui enveloppe les muscles dont l'avant-bras est formé. (*a*).

3°. Le moyen extenseur est d'une figure quarrée ; il a son attache à la partie postérieure & supérieure de l'humérus ; & se termine au précédent.

4°. Le court extenseur a son attache

____

(*a*) Ces différentes enveloppes aponévrotiques étoient bien nécessaires pour augmenter la force de ces muscles en les contenant. La puce, & plusieurs autres insectes, n'ont une force si prodigieuse, à raison de leur corps, que parce que leurs muscles sont tous contenus par l'enveloppe solide qui leur sert de peau.

à la partie poſtérieure & moyenne de l'humérus, & ſe termine à la partie ſupérieure & interne du cubitus.

5°. Le petit extenſeur, qui eſt moins conſidérable, s'attache à la partie poſtérieure & inférieure de l'humérus, & ſe termine au bord antérieur du cubitus.

Le cubitus donnant attache dans ſa partie ſupérieure, à un très-grand nombre de muſcles qui tiraillent cette partie, la fracture de cet os (qui a toujours lieu dans ſa partie moyenne, qui eſt la plus mince,) eſt incurable.

Le genou eſt l'articulation qui ſe trouve entre l'avant-bras & le canon. Il doit être ſec, de façon qu'on y diſtingue, pour ainſi dire, les os qui le compoſent. Quand il eſt gras, les mouvemens ſont dures & peu liés.

Le genou eſt compoſé de ſept os, dont ſix, rangés ſur deux lignes ; le ſeptieme appellé os crochu, eſt placé poſtérieurement & ſupérieurement à l'irrégulier premier os de la premiere rangée.

La premiere rangée, en les prenant de dehors en dedans, eſt compoſée de l'irrégulier, du triangulaire & du ſemi-lunaire. La ſeconde rangée, du petit cunéiforme, du trapezoïde & du grand cunéiforme.

Les ligamens du genou , font communs & propres.

Les communs font fix : un capfulaire & cinq latéraux, dont quatre latéraux obliques (deux de chaque coté, qui fe croifent, les externes en V, & les internes en X) & un droit fitué en dedans.

Les ligamens propres , c'eft-à-dire , ceux qui ne fervent qu'à contenir les os du genou entreux , font au nombre de huit; quatre font tranfverfaux & quatre droits latéraux.

Outre cela, il fe rencontre des ligamens annulaires , particuliers & communs qui font fitués ; les premiers extérieurement & un peu antérieurement , pour offrir des efpéces de lacs au travers defquels paffent les tendons des mufcles extenfeurs du refte de l'extrêmité. Le ligament annulaire commun eft fitué poftérieurement en s'attachant d'une part, à l'os crochu, & de l'autre , à la partie fupérieure & poftérieure de l'os du canon & au grand cunéiforme. Il fert à contenir les tendons des mufcles fléchiffeurs, les artères, les veines & les nerfs du refte de l'extrêmité.

Le genou eft étendu & fléchi par le moyen de trois mufcles, deux fléchiffeurs & un extenfeur.

Les deux fléchiffeurs font : 1°. le fléchiffeur externe : Il a fon attache à la partie poftérieure & inférieure de l'humérus ; il fe termine par un tendon qui fe divife en deux parties, dont l'une s'attache au bord fupérieur de l'os crochu, & l'autre un peu plus bas, à la jonction du petit cunéiforme avec l'os du canon.

2°. Le fléchiffeur interne a fon attache à la partie latérale externe & inférieure de l'humérus ; il rampe fous le précédent & vient fe terminer à côté de lui, à l'os crochu.

L'extenfeur du genou a fon attache à la partie latérale & prefque moyenne du radius ; il fe termine au petit cunéiforme.

Non-feulement ce mufcle fert à tendre le genou, mais encore à produire un mouvement de couliffe de la deuxieme rangée fur la premiere.

Le canon de devant, eft cette partie

qui s'étend depuis le genou jusqu'au boulet : il doit être fec & proportionné aux nerfs qui font derrière, c'eft-à-dire, un peu large, pour leur donner de l'appui & de l'aifance dans leur mouvement; lorfqu'il a les qualités contraires, on dit que le canon eft menu.

Ce qui vulgairement eft connu fous le nom de nerfs, font les tendons des mufcles fléchiffeurs du refte de l'extrêmité. Ces tendons doivent être détachés les uns des autres, tant pour la beauté que pour la foupleffe & le liant des mouvemens.

Le canon eft formé de trois os, l'un qui fert de bafe aux deux autres & qui conferve le nom d'os du canon; & les deux autres fitués derrière, qui ont retenu le nom de ftiloïdes à caufe de leur figure en ftilet. Il forment entr'eux une couliffe dans laquelle paffent les tendons, artères, veines & nerfs du boulet, du paturon, de la couronne & dupied.

Le canon, de devant, a quatre mufcles, favoir : un extenfeur & trois fléchiffeurs.

L'extenfeur a fon attache à la partie antérieure & inférieure de l'humérus, après avoir passé par un ligament annulaire particulier du genou; il vient se terminer à la partie antérieure & supérieure de l'os du canon.

Les fléchisseurs sont le fléchisseur & les deux canoniers.

Le fléchisseur a son attache à la partie inférieure & externe de l'humérus, & se termine à la partie postérieure & supérieure de l'os du canon.

Les deux canoniers sont situés un de chaque côté de l'os du canon, rampant derrière les os stiloïdes. Ils s'attachent aux os cunéiformes, & vont se perdre dans le périoste, à l'extrêmité intérieure du canon.

Le boulet est l'articulation qui unit le canon avec le paturon : il se prolonge en arrière, & peut pêcher par trop ou trop peu de grosseur.

Le boulet est composé de deux os triangulaires, qui étant joints ensemble, forment une espéce de coulisse pour le passage d'un tendon. Ces os sont appellés sésamoïdes & sont articulés avec l'os du canon par deux ligamens; l'un très-fort, est longitudinal; l'autre est capsulaire.

Le fanon, eſt cette touffe de poil ſituée derrière le boulet. On y remarque auſſi une pointe de corne, nommée l'ergot.

Il doit être peu chargé de poil, & l'ergot petit.

Sous la peau du fanon, ſe rencontre un tiſſu cellulaire & des vaiſſeaux limphatiques. Cette maſſe eſt élevée par le moyen de deux muſcles nommés fanoniers: ce font de petits corps charnus, d'une figure pyramidale, qui ont leur attache à la partie latérale & interne du tendon fléchiſſeur de l'os coronaire, & qui vont ſe perdre dans cette maſſe cellulaire.

L'os du canon eſt joint à l'os du paturon par deux ligamens latéraux & un capſulaire.

Le paturon eſt l'os qui forme l'eſpace qui ſe rencontre antérieurement entre le boulet & la couronne, & poſtérieurement entre le boulet & les talons.

C'eſt un grand défaut lorſque cet os eſt trop long : le cheval prend alors le nom de long jointé ; dans ce cas l'extrêmité ſupérieure du paturon ſe porte en arrière. Lorſqu'au contraire elle ſe jette en avant,

le cheval est dit bouleté. Cela arrive sur-
tout, lorsque le paturon est trop court.
Quand le paturon est presque perpendiculaire, on dit que le cheval est sur
son boulet ou sur ses boulets, si les deux
sont dans le même cas.

Le paturon est formé d'un seul os,
nommé os du paturon.

Le paturon a un mouvement de charniere beaucoup plus parfait que le genou : ce mouvement est favorisé (dans
le paturon de devant) par l'action de
deux muscles, un extenseur & un fléchisseur.

L'extenseur a son attache à la partie
supérieure & latérale du radius ; il passe
à côté de l'articulation du genou dans
un ligament annulaire, & se termine à
la partie antérieure & supérieure de l'os
du paturon.

Le fléchisseur s'attache à la partie supérieure & postérieure de l'os du canon ;
après avoir descendu le long de cet os,
il se divise en deux tendons. Ces deux
portions embrassent les os sésamoïdes,
& se terminent à la partie supérieure de
l'os du paturon.

La couronne est cette partie qui se

trouve à l'infertion du poil, proche le fabot.

Elle eft compofée d'un feul os nommé coronaire ou os de la couronne. Comme cet os eft prefque totalement renfermé dans le fabot : nous le compterons parmi les os qui concourent à former le pied, & nous le décrirons avec lui.

L'os coronaire eft fléchi par un muf-cle qui lui eft propre & qui a fon atta-che (dans la jambe de devant) à la par-tie poftérieure & inférieure de l'humé-rus un peu dans fa partie latérale, & dans la jambe de derrière entre les deux jumeaux. Le tendon de ce mufcle, après avoir paffé dans le ligament annulaire commun du genou, ou s'être applati fur la pointe du jarret (felon l'extrê-mité auquel il appartient) vient former une efpéce de gaîne qui va fe terminer à la face poftérieure de l'os coronaire, après avoir fourni un paffage au ten-don fléchiffeur du pied.

L'os coronaire eft étendu par un muf-cle qui lui eft commun & à l'os du pied.

Nous ne parlerons du pied & de fes maladies qu'après avoir décri les jam-bes de derrière.

TARES & Maladies propres aux jambes de devant.

Chevillé ou ſerré dans ſon devant.

Cau. Défaut de conſtruction.
Dia. Les épaules ſerrées.
Pro. Nulle force dans ſon devant; ſe berçant.
Cur. Nul reméde.

Faire des armes ou montrer le chemin de St. Jacques.

Cau. La ruine, la fatigue; mais plus ſouvent la premiere.
Dia. Tend alternativement les jambes de devant en avant.
Pro. La foibleſſe & ſujet à broncher.
Cur. Nul reméde à la ruine; à la fatigue, le repos & les bains froids.

Froid des Epaules.

Cau. La roideur des articulations; l'é-paiſſiſſement & la diminution des fluides articulaires, depuis le genou

genou jufqu'au fabot (*a*); la roideur & la féchereffe des fibres; une tranfpiration arrêtée.

Dia. L'inflexibilité des jambes depuis l'avant-bras jufqu'en bas, & le grand jeu des épaules.

Pro. Prefque toujours incurable.

Cur. Les précautions font d'empêcher le paffage fubit du chaud au froid. On tentera la guérifon par des fomentations de plantes aromatiques, une bonne nourriture & les boues thermales.

Epaule attachée.

Cau. Défaut de conftruction.

Dia. La roideur.

Pro. N'allant pas.

Cur. Nul reméde.

(*a*) Et non point aux épaules, comme fembleroit l'annoncer le nom donné à cette maladie ; le cheval froid des épaules a toujours le mouvement de cette partie très-libre, & cette expreffion, *froid des épaules* eft abfolument fauffe, nous ne l'avons confervé que pour en montrer le vice, & pour nous faire entendre de ceux qui ont adopté cette dénomination. On doit de même réformer l'expreffion, *boiteux de la hanche*, le cheval ne boite jamais de la hanche, mais de la cuiffe ou de quelqu'autre partie.

N

Epaule trop charnue.

Cau. Défaut de conftruction.
Dia. Le cheval fe manie difficilement.
Pro. Se fatigue aifément.
Cur. Le travail dans les terres labou-
rées.

Ecarts.

Cau. Un écartement de la jambe de
devant du thorax, une diftention
des mufcles adducteurs du bras,
de l'avant-bras, & non de l'épaule.
Dia. Gonflement au – deffous du poitrail ; fenfibilité de la partie ; la
chaleur.
Pro. Si l'écart a été violent, il y a lieu
de croire qu'il en reftera boiteux.
Cur. Les faignées, les cataplafmes
émollients tant que l'inflammation fubfifte ; enfuite les réfolutifs.

Tic de l'ours.

Cau. La mauvaife habitude.
Dia. L'animal va & vient de côté,

& s'appuie tantôt fur une jambe, tantôt fur l'autre.

Pro. Il fe fatigue prodigieufement.

Cur. Nul reméde, pas même les entraves.

Billarder.

Cau. La mauvaife conftruction ou l'éducation.

Dia. Jette fes jambes de devant en dehors.

Pro. Ralentiffement & incertitude de la marche.

Cur. Le travail dans les terres labourées & le trot à la longe.

Tricotter.

Cau. La mauvaife conftruction ou l'éducation.

Dia. En ce qu'il croife fes jambes de devant l'une fur l'autre.

Pro. Il eft chancelant & bronche.

Cur. Le travail dans les terres labourées, & le trot à la longe.

Jouer des Timballes.

Cau. Mauvaife conftruction ou l'éducation.

Dia. Croisement du devant en tout sens, & sur-tout en dehors.

Pro. Chancelant, & bronche.

Cur. Le travail dans les terres labourées, & le trot à la longe ; mais pour l'ordinaire incurable.

Nager.

Cau. La mauvaise construction ou l'éducation.

Dia. Mouvement des jambes de devant en avant & en dehors.

Pro. Chancelant, & bronche.

Cau. Le travail dans les terres labourées, & le trot à la longe.

Bercer.

Cau. La mauvaise construction ou la mauvaise éducation.

Dia. Mouvement des épaules qui se jettent en dedans.

Pro. La foiblesse, & souvent dénote un cheval ruiné.

Cur. Nul reméde.

Faucher.

Cau. La mauvaise construction ou la mauvaise éducation.

Dia. Mouvement du devant en quart
de cercle.
Pro. La foiblesse, & souvent dénote
un cheval usé.
Cur. Nul reméde.

Haut monté.

Cau. La mauvaise construction.
Diag. De longues & grêles jambes,
principalement celles de devant.
Prog. Annonçant toujours la foiblesse.
Cur. Nul reméde.

Droit sur son devant.

Cau. La ruine, la fatigue; mais plus
souvent la premiere.
Diag. Aisé à appercevoir.
Prog. La foiblesse & sujet à broncher.
Cur. Nul reméde pour l'ordinaire, mais
quelquefois une ferrure courte.

Tâter le pavé.

Cau. Les pieds foibles, & souvent la
ferrure.
Dia. Précipitation des mouvemens.
Pro. Peu de sûreté.

Cur. Une ferrure légere, & étamper maigre.

Broncher.

Cau. La foibleſſe.
Dia. Aiſé à appercevoir.
Prog. De peu de ſervice.
Cur. Nul reméde.

Flageoller.

Cau. La foibleſſe.
Dia. En ce qu'il vacille ſur ſes genoux, dans le repos.
Prog. Expoſé à broncher lorſqu'il marche.
Cur. Nul reméde.

Piaffeur.

Cau. L'inquiétude & ſouvent la mauvaiſe conſtruction.
Dia. Il léve les jambes fort haut, & les remet à la même place.
Prog. Mauvais cheval pour l'ordinaire.
Cur. Nul reméde.

Frayé aux ars.

Cau. La tranſpiration arrêtée ; deſſéchement de la peau, occafionné par l'application de quelques drogues, par des terres calcaires, ou par l'exercice.

Dia. Gerfures en devant & en deffous du poitrail, dans toute fon étendue ; la grande douleur.

Prog. Cette maladie n'eft point dangereufe & eft inflammatoire ; elle arrive plus communément à ceux qui ont la poitrine ferrée.

Cur. Les émolliens & les bains tiédes.

Loupe au coude.

Cau. La compreffion du fer, lorfque le cheval fe couche en vache.

Dia. L'infenfibilité.

Prog. Fort difficile à guérir, quand elle eft totalement fquirrheufe, & qu'elle paroît tenir à l'os.

Cur. Si elle eft fquirrheufe, il faut extirper la loupe, en confervant toujours la peau ; fi elle eft enkiftée, il faut fimplement l'ouvrir, & employer les digeftifs. Dans le principe l'eau & les réfolutifs, & fur-tout la ferrure courte peuvent en arrêter les progrès.

Braſſicourt.

Cau. La mauvaiſe conſtruction.
Dia. Les jambes de devant qui ſont arquées.
Prog. Foible du devant , & ſujet à broncher.
Cur. Nul reméde.

Panard ou Jambe de Veau.

Cau. La mauvaiſe conſtruction.
Dia. Genoux qui ſe touchent.
Prog. La foibleſſe ſur ſon devant.
Cur. Nul reméde.

Couronné.

Cau. La foibleſſe des jambes, les chû-tes, & preſque la preuve d'un cheval ruiné.
Dia. Une cicatrice, le poil blanc que l'on voit au genou.
Prog. Incurable quant à la cicatrice & au poil blanc.
Cur. La plaie étant récente, il faut y

appliquer le vin mielé ou les baumes naturels.

Vefficulé.

Cau. Les efforts d'articulation.
Dia. Des groffeurs mollaffes aux articulations, femblables à des veffi-
gons.
Prog. Plus ou moins dangereux.
Cur. L'eau végéto-minérale, & fouvent le feu.

Tubérofe.

Cau. Des coups, des épanchemens du
fuc offeux.
Dia. Des efpeces de furos fur toutes
les parties.
Prog. De peu de conféquence, feulement difforme.
Cur. Peu effentiel à traiter.

Malandre.

Cau. Une humeur âcre qui corrode la
peau, telle qu'une dartre, la gale,
&c.
Dia. Léger ulcère fitué derrière le
genou ; le poil eft hériffé &
mouillé dans cette partie.

Prog. Pour l'ordinaire de peu de conséquence, mais quelquefois longue à guérir à raison de la cause
qui l'a produit.

Cur. L'eau & l'huile battues enfemble ; quelquefois le vin en place
d'eau : fi elle eft enkiftée , il faut
fimplement l'ouvrir & employer
les digeftifs.

Nerferrure.

Cau. Un coup donné par le pied de
derrière fur le tendon de devant ;
un engorgement lymphatique.

Dia. L'engorgement du canon, & fur-
tout du tendon, dans l'endroit
frappé, une plaie, la chûte du
poil , une tumeur circonfcrite.

Prog. Prefque toujours curable, mais
quelquefois la guérifon eft longue.

Cur. Les adouciffans dans le commen-
mencement, les aftringens & les
aromatiques fur la fin, & jamais
d'onguent.

TARES & *maladies communes aux jambes de devant & de derrière.*

Sous lui ou les quatre jambes ensemble.

Cau. La mauvaise construction & quelquefois la ruine.

Dia. Les quatre jambes sont rassemblées sous le ventre.

Prog. Mauvais cheval.

Cur. Nul reméde.

Raser le Tapis.

Cau. La ruine.

Dia. Le cheval ne leve pas ses jambes.

Prog. De peu de valeur & bronchant souvent.

Cur. Nul reméde.

Feindre.

Cau. La sensibilité du pied, & souvent la ferrure.

Dia. La claudication ou boiterie.

Prog. Plus ou moins conséquent, & ce suivant la cause.

Cur. Le traitement fuivant l'accident.

Canon menu.

Cau. La mauvaife conftruction.
Dia. Aifé à appercevoir.
Prog. Nulle force.
Cur. Nul reméde.

Nerf collé à l'os.

Cau. La mauvaife conftruction, &
quelquefois la ruine.
Dia. Aifé à appercevoir.
Prog. Sujet aux extenfions.
Cur. Nul reméde.

Ganglion.

Cau. La fuite d'un effort de tendon.
Dia. Un nœud, quelquefois deux, que
l'on remarque fur un des tendons.
Prog. Le cheval en guérit quelquefois,
mais redevient fouvent boiteux.
Cur. Les cataplafmes émolliens, enfuite les aftringens & les réfolutifs; fouvent le feu.

Suros.

Cau. Un vice dans le fang, & fouvent
un coup.

Dia. Une tumeur dure, située sur l'os du canon.

Prog. Nullement nuisible.

Cur. Le feu mis en pointe.

Fusée.

Cau. La même cause que le suros, un vice dans le sang, & souvent un coup.

Dia. Tumeur oblongue, située pour l'ordinaire entre l'os du canon & le tendon.

Prog. De même que le suros, nullement nuisible lorsqu'elle est située en devant, mais faisant quelquefois boiter le cheval lorsqu'elle se rencontre entre les os styloïdes.

Cur. Le feu mis en pointe.

Bouleté.

Cau. La suite d'un effort de boulet, la mauvaise ferrure, le parement du pied, & plus communément la preuve d'un cheval usé.

Dia. Le boulet fait un coude en avant.

Pro. Toujours grave.

Cur. A l'effort, il faut le feu & toujours une ferrure courte.

Mémarchure.

Cau. Une diftenfion des ligamens la-
téraux.
Dia. La douleur dans cette partie.
Pro. Long à guérir.
Cur. Les adouciffans, enfuite les ré-
folutifs.

Arrète.

Cau. Réfultat des eaux aux jambes.
Dia. Une fubftance de corne farineufe,
fituée dans le paturon & auprès
du boulet.
Pro. Nullement nuifible, & garantit
même des eaux.
Cur. Nul reméde, attendu qu'il n'y a
point de maladie.

Long jointé.

Cau. La mauvaife conftruction.
Dia. Paturon qui eft fort long.
Pro. Doux à la monture, mais foible
& expofé aux extenfions.
Cur. Nul reméde.

Court jointé.

Cau. La mauvaife conftruction.

Dia. Paturon qui eſt court.
Pro. Dur à la monture, & expoſé aux efforts de l'os coronaire.
Cur. Nul reméde.

S'entre-couper.

Cau. La foibleſſe, la mauvaiſe conſtruction & la mauvaiſe ferrure.
Dia. Une plaie en dedans du boulet ou de la couronne, faite avec l'autre pied.
Pro. Souvent expoſé à s'attraper de nouveau.
Cur. Par la ferrure ; une branche courte & étranglée.

Molette.

Cau. Une ſurabondance de ſinovie, un relâchement de la capſule occaſionné par un effort de jarrêt, par une longue marche, ou le ſéjour de l'écurie.
Dia. De petites tumeurs ſur les parties latérales du boulet & du paturon.
Pro. Quelquefois incurables, ſur-tout quand elles ſont anciennes, & que l'on y a mis des onguens.

Cur. L'eau végéto-minérale en fomentation, & le plus souvent l'application du feu, soit en pointes,
soit en raies.

Eaux aux jambes.

Cau. Les boues, l'âcreté de la lymphe.
Dia. L'humidité du paturon ou du
canon, l'odeur puante, le poil
hérissé.
Pro. Il est à craindre que les eaux
n'occasionnent des poireaux : ce
qui arrive quand elles sont anciennes.
Cur. Les cataplasmes adoucissans, ensuite les toniques, jamais d'onguent ; quelquefois il faut mettre
le tout en sang, & y appliquer
les baumes naturels.

Poireaux.

Cau. La suite des eaux.
Dia. La figure ronde, semblable à des
raisins ou à des choufleurs ; un
suintement.
Pro. De peu de conséquence, quand
ils ne sont pas considérables.
Cur.

Cur. L'extirpation & l'application des defficatifs, l'exercice de la promenade en même-tems.

Mule traverfine.

Cau. La même caufe que les eaux aux jambes, les boues, l'âcreté de la lymphe.

Dia. Une crevaffe tranfverfale qui furvient derrière le boulet, & au-deffus du fanon.

Pro. Même fuite que les eaux aux jambes : on doit craindre qu'elle n'occafionne des poireaux, furtout fi elle a été négligée.

Cur. Les cataplafmes adouciffans ; enfuite les toniques, jamais d'onguent ; quelquefois il faut mettre le tout en fang, & y appliquer des baumes naturels.

Fourbure.

Cau. Un travail forcé ; le long féjour fur les jambes ; la tenfion continuelle des tendons.

Dia. La difficulté de marcher, encore plus de reculer ; tantôt un fuintement à la couronne ; tantôt des cercles ou cordons ; tantôt des croiffants, & la plénitude du pied due au bombement de la fole.

Pro. Le cheval en porte pour l'ordinaire des marques, & fouvent en refte eftropié, & même en périt.

Cur. Les faignées réitérées & les toniques, tels qu'une poignée de fel dans une pinte d'eau, de la thériaque dans du vin, & frotter les couronnes avec du fort vinaigre, & même avec l'effence de térébenthine.

Les autres tares & maladies propres aux deux extrêmités, font au nombre des maladies du pied, & trouveront leurs places à fon article.

Du corps, feconde partie du cheval pris avec fa peau.

Le corps comprend le dos, les reins, les côtes, les flancs, le ventre, le fourreau, les mammelles, la verge, les tefticules, le vagin ou la nature dans les jumens, l'anus, le tronçon de la queue, le fouet de la queue.

Le dos s'étend depuis le garot jufqu'à cet endroit plat qu'on appelle les reins; il finit à cette petite goutiere qui fe prolonge fur la croupe. Le dos doit être arrondi, & décrire une ligne horifontale. S'il baiffe ou s'enfonce, on dit que le cheval eft enfellé ; fi au contraire il s'éléve, on dit qu'il a un dos de carpe ou de mulet.

Les reins font la fuite du dos ; ils s'étendent jufqu'à la croupe ; ils doivent être plats & larges : ce n'eft jamais un défaut dans un cheval d'avoir trop de reins.

C'eft par erreur que les maquignons fe fervent de ces expreffions, *le cheval a les reins bas*, puifque c'eft du dos qu'ils veulent parler, quoiqu'il foit vrai qu'alors les reins fuivent un peu cette pente.

Toutes les fois qu'un cheval paroît bas de reins, il eft ce qu'on appelle court monté de derrière ; c'eft-à-dire, que les jambes de derrière font trop courtes, & obligent les reins & le refte à pancher : c'eft un défaut qui diminue beaucoup la vîteffe d'un cheval.

Le dos & les reins font compofés

de vertébres dont nous avons déjà parlé. Le dos a dix-huit vertébres appellées dorſales : les reins en ont ſix nommées lombaires.

Ces vertébres ſe plient les unes ſur les autres par le moyen de trois muſcles de chaque côté, qui ſont, 1°. Le long dorſal : Il s'étend depuis le devant de la poitrine juſqu'aux os des iſles ou du baſſin. C'eſt une maſſe charnue, compoſée de deux plans de fibres, dont les uſages ſont différens. L'un de ces plans eſt externe : il a ſon attache par des tendons très-forts, aux deux apophyſes tranſverſes des deux dernieres vertébres cervicales, à la partie ſupérieure de la premiere, ſeconde, troiſieme, quatrieme, cinquieme, ſixieme & ſeptieme côtes ; enſuite il continut le long du dos à s'attacher aux côtes juſqu'à la derniere par des portions charnues, en formant autant de digitations, & en augmentant de volume, il va enfin ſe terminer à la crête des os des iſles.

Le plan interne ſe porte de derrière en devant, & ſe termine aux apophyſes obliques des vertébres dorſales, à leur jonction avec les côtes.

La fonction de ce mufcle eft double. Le plan externe, en fe contractant, fait lever le train de derrière en l'air. Il agit dans la ruade. Le plan interne fait au contraire lever le devant, il agit dans l'inftant où le cheval fe cabre.

2°. Le court épineux a fon attache aux apophyfes épineufes des fept premieres vertébres dorfales, par des portions tendineufes qui fe réuniffent avec le corps charnu de ce mufcle, pour fe terminer, en fe confondant avec le long dorfal, tout le long du ligament épineux de cette partie. Ce mufcle, en agiffant avec le long dorfal, fert à l'élévation du train de derrière.

3°. Le long épineux fe porte de derrière en devant, & s'attache à toutes les apophyfes tranfverfes des vertébres lombaires & dorfales, pour fe terminer à la partie moyenne de la quatrieme dorfale.

L'ufage de ce mufcle eft de lever le devant fur le derrière. Il eft bon d'obferver que ces mufcles n'enlevent le devant ou le derrière que lorfque leur action eft combinée avec celle de leur congénère. S'ils agiffoient feuls, ils porteroient les vertébres un peu fur le côté.

Les côtes font des os longs qui concourent à former la cage offeufe de la poitrine, dont elles font les parties latérales, tandis que les vertébres dorfales & le *fternum* en forment les parties fupérieures & inférieures.

Les côtes doivent être bien cerclées, c'eft-à-dire, bien arrondies. On donne le nom de côtes plates à celles qui paroiffent comme droites ; & c'eft un grand défaut, parce qu'elles gênent le mouvement de la refpiration, & que la plûpart des chevaux, chez qui on le remarque, finiffent par la pulmonie ; d'ailleurs il entraîne prefque toujours peu de ventre.

Les côtes s'articulent d'une part avec les vertébres dorfales, & de l'autre avec le *fternum*, par le moyen de leurs cartilages.

Comme il y a dix-huit vertébres dorfales dans le cheval, il fe trouve auffi dix-huit côtes de chaque côté. Elles font divifées en vraies & en fauffes. Les vraies font les neuf premieres : ce qui les diftingue des autres, c'eſt que le cartilage qui les termine , répond directement au *ſternum* , au-lieu que les cartilages des fauſſes côtes ne parviennent qu'au cartilage de la der-niere des vraies.

Chacune des vraies côtes ſe meut en ſe repliant, pour ainſi dire , ſur ſa voi-ſine. La premiere a très-peu de mou-vement , mais elle en a; ſes facettes articulaires le prouvent.

Le *ſternum* qui occupe la baſe de la poitrine , eſt un cartilage reſſemblant à la caréne d'un vaiſſeau, dans lequel il ſe rencontre cinq ou ſix piéces of-ſeuſes qui augmentent de volume avec l'âge, & qui finiſſent par ſe réunir & former du *ſternum* un os ſpongieux.

La poitrine, que nous avons déjà décrite ſous le nom de ventre anté-rieur , contient parmi ſes viſcéres , le poumon qui eſt l'organe principal de la reſpiration.

On entend par reſpiration , cette double action par laquelle l'animal reçoit l'air dans les poumons , & le chaſſe au-dehors. La premiere partie de cette double action a retenu le nom d'inſpiration, la ſeconde celui d'expiration. L'infpiration & l'expiration font favorifées par le mouvement des côtes.

Ce mouvement des côtes s'opére par leur élévation & leur abaiffement depuis la premiere jufqu'à la derniere ; mais cette élévation & cet abaiffement n'eft pas le même pour toutes.

Les premieres s'élévent en fe portant de derrière en devant, par un petit mouvement de rotation, à leur articulation avec les vertébres, & par élévation de dedans en dehors à leurs autres extrêmités.

Les dernieres côtes n'ont prefque pas de mouvement vers les vertébres; mais elles en ont beaucoup par leurs autres extrêmités, & s'élévent de dedans en dehors.

Tous ces mouvemens s'exécutent par le moyen de plufieurs mufcles, dont les uns font infpirateurs, les autres expirateurs, & les derniers communs à l'infpiration & à l'expiration.

Les infpirateurs font: 1°. Le dentelé antérieur : Il a fon attache à la troifieme apophyfe des vertébres du dos, fe confondant avec l'attache du fplénius, celle du rhomboïde & celle du long dorfal; en cet endroit, il offre une forte aponévrofe, laquelle fe termine au ligament épineux. Le dentelé antérieur s'attache auffi par une large aponévrofe à la crête des os des ifles. Sa partie charnue, dont les fibres fe portent de devant en arrière, va fe terminer au bord antérieur des côtes, par autant d'appendices charnues, nommées fauffes digitations, à caufe qu'on a de la peine à les féparer.

2°. Les releveurs des côtes font de petits mufcles fitués deffous le long dorfal. Leurs attaches font aux apophyfes tranfverfes des vertébres du dos, & ils vont (de chaque côté) fe terminer au bord poftérieur de chaque côte. Les deux premiers fervent peu, attendu le peu de mouvement des deux premieres côtes : les autres vont en biaifant de derrière en devant, à deux ou trois travers de doigts, au-deffous de leur attache, jufqu'à la quatorze ou quinzieme côte, où ils deviennent intercoftaux.

3°. Le mufcle tranfverfal a la figure d'un quarré long, & a fon attache à la partie inférieure de la premiere côte,

& va se terminer au bord postérieur de la quatrieme.

Les muscles expirateurs sont: 1°. Le dentelé postérieur : Il a son attache par une aponévrose, au ligament épineux des six dernieres vertébres dorsales & des six lombaires, où il se confond avec le muscle oblique du bas-ventre. Cette aponévrose se porte ensuite de haut en bas sur les côtes, devient charnue, & s'y termine par des appendices charnues, formant six digitations, dont quatre vont s'insérer dans le bord postérieur de la douze, treize, quatorze & quinzieme côtes, tandis que les deux dernieres se confondent avec le grand oblique. Les fibres de ce muscle sont dirigées de derrière en devant. Il sert à abaisser les côtes.

2°. Le diaphragme est cette cloison musculeuse, en partie charnue & en partie aponévrotique, qui sépare la poitrine d'avec le ventre ou bas-ventre. Ce muscle a son attache aux côtés du corps des trois premieres vertébres lombaires, & est couché le long de ces mêmes vertébres ; ensuite il monte en s'épanouissant par une large aponévrofe, & finit par des portions charnues qui s'attachent à la face interne des cartilages de toutes les fauffes côtes, des deux dernieres vraies côtes, ainfi qu'à la partie interne du cartilage xiphoïde (appendice cartilagineufe qui termine le *fternum*).

Le diaphragme paroît convexe du côté de la poitrine, & concave du côté du bas-ventre. En fe contractant vers fon centre, il fert à l'expiration, parce qu'il rabaiffe les côtes & diminue par conféquent la capacité de la poitrine. Ce mufcle eft percé pour livrer paffage à différentes parties qui vont de la poitrine au bas-ventre.

3°. Le mufcle du *fternum*: Il eft fitué dans la partie interne de cet os, & s'étend dans toute fa longueur : il eft féparé de fon congénère par une bande ligamenteufe. Il fe termine par des appendices charnues, au bout poftérieur des cartilages des fept dernieres vraies côtes. Sa fonction eft la même que celle du précédent, il diminue la capacité de la poitrine.

Les mufcles communs à l'infpiration

& à l'expiration, font : le long inter-coftal, & les intercoftaux.

Le long intercoftal eft le mufcle que l'on apperçoit après avoir levé les dentelés, antérieur & poftérieur. Il s'étend depuis la premiere côte jufqu'à la derniere, & fournit deux plans de fibres, dont l'un externe & l'autre interne.

Le premier plan forme feize à dix-fept tendons plats, qui vont fe terminer au bord poftérieur des côtes, depuis la dix-feptieme jufqu'à la premiere. L'ufage de ce mufcle eft d'abaiffer les côtes.

Le plan interne eft moins long, plus confidérable & plus charnu. Il fe porte de devant en arrière, & fe termine auffi par des tendons plats, au bord antérieur des côtes ; fon ufage étant de les relever.

Les mufcles intercoftaux font toutes les portions charnues qui rempliffent les intervalles des côtes : ainfi il y a dix-fept intercoftaux de chaque côté, lefquels font compofés de deux plans de fibres, l'un externe & l'autre interne. Les fibres de ces deux plans fe croifent en forme d'X.

Le plan externe fert à l'élévation, parce que fes fibres font dirigées de haut en bas, & de devant en arrière, s'attachant au bord poftérieur d'une côte, pour fe terminer au bord anté-rieur de la fuivante dans les vraies côtes, & recouvrant prefqu'en entier les fauffes.

Les fibres du plan interne vont de derrière en devant, & de bas en haut, & s'attachent d'une part au bord anté-rieur d'une côte, & de l'autre au bord poftérieur. Ce dernier plan fert à l'expi-ration.

Maladies extérieures du dos, des reins & des côtes.

Effort de Reins.

Cau. Un effort des vertébres lombai-res & des mufcles du dos, appellé tour de bateau.

Dia. Marche incertaine, chancelle-ment du train de derrière.

Pro. Rarement curable ; fouvent il périt de gangréne à force d'être couché ou fufpendu.

Cur. Les embrocations aromatiques
fur les reins, les douches d'eau
froide.

Mal de rognon.

Cau. Le trouffequin de la felle, la felle
même, la boucle ou un arguillon
d'un porte-manteau.
Dia. Le gonflement, la fenfibilité, &
affez fouvent le fond d'une plaie
que l'on reconnoît à la faveur
de la fonde.
Pro. Ce mal peut être dangereux
quand il attaque le corps des
vertébres lombaires, & qu'il y
a carie.
Cur. Il faut le traiter comme le mal
de garrot, ci-deffus indiqué.

Fracture des Côtes.

Cau. Une chute, un coup.
Dia. Le tact, les dépôts qui furvien-
nent à la fuite d'une tumeur.
Pro. Cela fe guérit pour l'ordinaire,
à moins qu'il n'y ait épanchement
de fang dans la poitrine, ou qu'une
des portions de la fracture n'ait
déchiré le poumon.

Cur. Les baumes naturels, & affez fouvent, il faut extirper ou amputer une portion de côte, qui eft ordinairement la partie inférieure.

D E S *Maladies internes de la poitrine.*

L A T O U X.

Cau. Une inflammation de poumon, de la trachée-artère, du larinx; l'irritation, la féchereffe de ces parties, l'âcreté de l'humeur bronchiale, le pus des bronches, & tout corps étranger qui peut y entrer.

Dia. La forte expiration, le mouvement violent de la poitrine.

Pro. Pour l'ordinaire peu dangereufe; mais lorfqu'elle eft la fuite d'une affection du poumon, elle eft incurable.

Cur. Un régime de fon & d'eau blanche, peu de paille, point de foin ni avoine; l'ufage des feuilles de bouillon blanc, réduites en

poudre dans le son frisé, & tous
les deux jours un breuvage de
décoction de mousse de chêne
(une poignée sur une pinte
d'eau,) si la toux est occasionnée
par la pulmonie.

Pleurésie.

Cau. La pléthore, la raréfaction &
l'épaississement du sang, les coups
sur la poitrine, les passages du
chaud au froid.

Dia. La tristesse, l'abattement, le
dégoût, la fiévre, les sueurs, la
difficulté de respirer, & la sensibilité des côtes.

Pro. Pour l'ordinaire dangereuse,
quand elle passe huit jours sans
qu'il y ait d'amendement.

Cur. Les saignées réitérées plusieurs
fois dans les vingt-quatre heures,
les lavemens & les boissons adou-
cissantes, les fumigations émollientes.

Vomique.

Cau. Abcès qui se forme dans la substance

tance du poumon , à la suite d'une péripneumonie , d'une fiévre putride.

Dia. Une déjection de matieres, qui se fait subitement par les narines dans le tems même de l'expectoration, à l'odeur fétide, & sur-tout lorsqu'il y a eû toux long-tems sans écoulement.

Pro. Toujours mortel , lorsqu'il se rompt quelques vaisseaux principaux.

Cur. Des fumigations émollientes & des boissons rafraîchissantes.

Hydropisie de poitrine.

Cau. La stagnation du sang dans les vaisseaux, & son épaississement.

Dia. La difficulté de respirer; l'animal regarde sa poitrine , se couche de différens côtés, & il s'écoule du nez une sérosité jaunâtre.

Pro. Presque toujours incurable , quand elle n'est pas prise à tems.

Cur. Dans le principe, des saignées ; & losque l'eau commence à se former, il faut employer les sudorifiques, les diurétiques, la ponc-

P

tion & les injections légérement aftringentes dans la poitrine.

Vapeur de fumée ou méphitique.

Pro. Difficile à guérir.
Cur. Les copieufes faignées & les lavemens.

Du ventre ou bas-ventre.

On comprend, fous le nom du ventre toute cette maffe molle fituée en arrière de la poitrine.

Dans un cheval bien conftruit & qui a de l'embonpoint, le ventre fuit toujours la forme des côtes, & il n'eft guères poffible de le diftinguer exactement d'avec la poitrine, à moins que d'y porter la main, & de tâter les dernieres côtes.

Si le ventre n'eft pas arrondi par-tout & fur la même ligne que la poitrine, ou s'il fort de cette ligne, on l'appelle ventre de vache; lorfqu'il rentre en dedans, l'animal eft efflanqué; quand les flancs ont peu d'étendue, & qu'on y diftingue une efpéce de corde, on dit que le cheval eft fortrait.

Les flancs font cette partie du bas-ventre qui fe trouve fous les reins entre la derniere côte & la pointe de la hanche, ils font fufceptibles de plufieurs tares dont nous parlerons.

Le baffin eft la partie poftérieure du bas-ventre. C'eft une cavité formée par les os *innominés* & l'os *facrum*.

Les os *innominés*, appellés auffi os des hanches ou os des ifles, font compofés de fix piéces dans les poulains, de deux dans les jeunes chevaux, & d'une feule dans les vieux. Ces fix piéces font trois de chaque côté ; favoir : l'illium, l'ifchion & le pubis : elles font arrangées de maniere que les pubis & les ifchions forment la partie inférieure du baffin, & les illiums les parties latérales. A l'égard de l'os *facrum*, que nous avons (en décrivant l'épine) regardé comme la premiere fauffe vertébre, il occupe la partie fupérieure.

Nous avons déjà dit que le ventre poftérieur ou bas-ventre étoit divifé en partie contenante & en partie contenue : nous avons auffi décrit ces dernieres & même une partie des premieres ; c'eft-à-dire, qu'il ne nous refte à

parler que des enveloppes les plus extérieures des muscles & de la peau.

Le bas-ventre, ou pour mieux dire
le bassin, est ramené vers la poitrine;
celle-ci vers le bassin, par le moyen de
dix muscles, cinq de chaque côté.

1°. Le grand oblique, nommé des-
cendant à cause que ses fibres descen-
dent, est celui que l'on apperçoit lorsqu'on a enlevé le grand peaussier. Il
a son attache fixe au défaut des cartilages des six, sept & huitieme vraies
côtes : il s'attache ensuite au corps du
reste des vraies & fausses côtes, va se
réunir sous le bas-ventre, par une légere aponévrose, avec son congénère,
& se terminer d'une part à la crête des
os des isles, & de l'autre à la partie
antérieure des os pubis. L'aponévrose
de ce muscle vers les os pubis, forme
une ouverture pour laisser passer les
cordons spermatiques. Ce muscle, ainsi
que son congénère, est recouvert par
un ligament jaunâtre (observé par M.
de Lafosse) qui augmente sa force en
lui servant de soutien.

2°. Le petit oblique, ou oblique as-
cendant, est celui que l'on trouve

deffous le précédent. Il a fon attache à la crête des os, des ifles un peu antérieure-ment, & il va fe terminer à l'appen-dice xiphoïde. La partie aponévrotique de ce mufcle eft très - large dans fa partie moyenne, & va fe confondre avec celle du grand oblique, pour former fous le ventre une ligne ten-dineufe qu'on appelle la ligne blanche. C'eft dans le milieu de cette ligne que fe trouve le cordon ombilical. Ce mufcle, de même que le précédent, & que le tranfverfe que nous décrirons ci-après, eft percé pour le paffage des cordons fpermatiques.

3°. Le mufcle droit, ainfi nommé à caufe de la direction de fes fibres, a des points fixes dans toute fon éten-due, comme il eft coupé par diffé-rentes petites bandes tendineufes, que nous avons nommées énervations (dans nos généralités fur les mufcles), & que ces énervations peuvent fe contracter en-femble ou féparément, elles deviennent tour-à-tour autant de points fixes : cependant les deux attaches principales du mufcle droit font d'une part aux cartilages des cinq dernieres vraies côtes

& au *sternum*, & de l'autre à la partie antérieure de l'os pubis.

4°. Le muscle transverse est ainsi nommé à cause de la direction de ses fibres qui paroissent couper transversalement le bas-ventre. Il a son attache aux apophyses transverses des vertébres des lombes, & au bord interne des cartilages des côtes jusqu'à l'appendice xiphoïde; ensuite ces fibres deviennent tendineuses, & vont se terminer à la ligne blanche.

5°. Le muscle psoas des lombes (M. de Lafosse est le premier qui en ait parlé) est situé dans le bas-ventre. Il est d'une figure piramidale: il a son attache au corps des trois premieres vertébres dorsales, pour se terminer à la partie antérieure de l'os ischion.

La fonction commune des muscles du bas-ventre est de servir aux mouvemens de l'expiration, & d'aider au mouvement périastique des intestins, pour chasser au - dehors les matieres stercorales.

Ces muscles ont encore d'autres fonctions, & nous allons les indiquer.

Le grand oblique a celle de tourner le

baffin fur la poitrine, lorfqu'il agit fans fon congénère, & celui de le rapprocher, lorfqu'ils fe contractent enfemble.

Le petit oblique fert à plier le tronc fur le baffin, lorfqu'il agit feul, ou de rapprocher la poitrine du bas-ventre, lorfqu'il fe combine avec fon congénère.

Le tranfverfe fert à rétrécir la cavité de l'abdomen, en comprimant les inteftins.

Le mufcle droit rapproche en ligne droite la poitrine & le baffin, en les attirant l'un & l'autre vers fon centre.

Le pfoas attire le baffin fur la poitrine.

Pour bien entendre ce que nous dirons fur les maladies internes du bas-ventre, il eft néceffaire de fe rappeller ce que nous avons dit dans nos généralités fur les vifcéres qu'il contient.

MALADIES *internes du bas-ventre.*

RUPTURE DU DIAPHRAGME.

Dia. L'élévation des côtes & du bas-ventre en même-tems.

Pro.   Incurable.

Rupture de l'eſtomac.

Dia.   Les alimens qui ſortent par le
nez, dans le moment de la rupture de ce viſcére.
Pro.   Incurable.

Des tranchées.

Les tranchées ſont en général une
inflammation plus ou moins grave dans
les inteſtins. Cette inflammation reconnoît différentes cauſes, & s'annonce par
l'agitation du cheval qui cherche à ex-
primer les douleurs qu'il éprouve : il
ſe couche, il ſe leve, il bat la terre avec
les pieds de devant, en un mot ne de-
meure jamais en place.

Nous diſtinguerons dix eſpéces de tranchées.

Premiere espéce.

Cau.   L'eau froide.
Dia.   Agitations qu'a l'animal.
Pro.   Cette maladie n'eſt nullement dan-
gereuſe & eſt de courte durée.

Cur. Le couvrir & le tenir chaudement,
pour rappeller la tranſpiration s'il
a eu chaud, le ſaigner ſi les douleurs continuent, & quelques lavemens d'eau de ſon & de fro-
ment.

Seconde eſpéce.

Cau. Une indigeſtion.

Dia. S'il a mangé beaucoup, ſur-tout
du grain, lorſqu'il y a difficulté
de reſpirer, qu'il eſt appéſanti,
qu'il gémit en allongeant la tête.

Pro. L'indigeſtion n'étant accompagnée
d'aucun accident, eſt rarement
mortelle.

Cur. Pluſieurs pintes d'eau tiéde, de la
thériaque délayée dans de l'eau
ou dans un demi-ſeptier de vin,
& une couple de lavemens com-
poſés de ſix onces de pulpe de
caſſe.

Troiſieme eſpéce.

Cau. Le long ſéjour des alimens dans
l'eſtomac & les inteſtins, la ſa-
bure des premieres voies.

Dia. Le dévoiement, une bile noirâtre que l'animal rend, des éprein-
tes

Pro. Cette maladie n'eft point dangereufe.

Cur. Force boiffon d'eau blanche, &
lavemens.

Quatrieme efpéce.

Cau. Les vents, la mauvaife digeftion,
la putréfaction, la fermentation
des alimens, le fubit développement de l'air fixe.

Dia. Les efforts que fait le cheval, l'o-
deur fétide des vents qu'il rend.

Prog. De peu de conféquence.

Cur. Les lavemens d'eau fimple font
préférables à tout ce que l'on
pourroit donner.

Cinquieme efpéce.

Cau. Les vers.

Dia. Lorfqu'il en rend depuis quelque-
tems, fur-tout de longs & de
blancs, dont la tête eft en forme
de tréfle.

Pro. Quelquefois mortelle.

Cur. Tous les amers donnés intérieurement, tels que la décoction de gentiane, d'abfynthe, de fougere, & même encore une poignée de fuie de cheminée, dans une chopine de lait.

Sixieme efpéce.

Cau. Les béfoards.

Dia. Cette maladie eft difficile à connoître, mais on la juge en ce que le cheval eft fouvent attaqué de tranchées, & qu'il fe couche le ventre à plat les jambes fous lui.

Pro. Il en périt à la longue, & furtout quand le béfoard fe porte à l'orifice du pylore.

Cur. On peut pallier cette maladie avec les boiffons mucilagineufes.

Septieme efpéce.

Cau. Egagropiles.

Dia. L'arrêt des alimens, il ne peut fienter ; toujours incurable.

Huitieme efpéce.

Cau. L'inflammation des inteftins, appellée tranchée rouge.

Dia. L'agitation continuelle où eſt l'animal, la couleur rouge du ſphincter, & ſouvent celle de la conjonctive.

Pro. Il y a tout lieu de craindre quand la fiévre augmente ou qu'elle eſt dans le même état au bout de trois jours, ſouvent il périt dans les vingt-quatre heures.

Cur. Les ſaignées réitérées d'heure en heure, les boiſſons nitrées, & les lavemens adouciſſans pareillement nitrés.

Neuvieme eſpéce.

Cau. Le convolvulus ou une hernie.

Dia. Les alimens, ſortant de l'eſtomac, paſſent par les narines, à chaque contraction : Signe très-rare.

Pro. Incurable quant au convolvulus. *Voyez* Hernie, pour l'autre cauſe.

Dixieme eſpéce.

Cau. L'engorgement du foie, l'inflammation, les vers ou douves, ou les pierres biliaires.

Dia. Très-difficile à reconnoître ; quelquefois à l'induration de l'hipo-

condre droit, à la couleur jaunâtre de la conjonctive.

Pro. Presque toujours incurable.

Cur. On peut cependant donner des
antivermineux.

Dévoiement.

Cau. La sécrétion trop abondante des
sucs digestifs, occasionnée par
le relâchement des glandes intes-
tinales, ou leur irritation.

Dia. La couleur jaune des sucs intes-
tinaux qui se trouvent mêlés
avec les alimens.

Pro. De peu de conséquence quand
il n'est point symptomatique.

Cur. Les lavemens adoucissans.

Gras fondu.

Cau. L'inflammation des intestins occasionnée par des plantes acerbes,
caustiques.

Dia. Les glaires tamponnées, la muco-
sité qu'il rend avec la fiente, le
pus qui y est joint.

Pro. Il n'est point dangereux, quand
il n'est point la suite d'une autre
maladie.

Cur. Les lavemens de plantes adou-
cissantes.

Hydropisie de bas-ventre.

Cau. L'épaississement du sang, la sup-
pression de quelques évacuations,
l'obstruction de quelques vaisseaux.

Dia. La difficulté de respirer, l'enflure
des jambes, la fluctuation.

Pro. Elle est fort difficile à guérir &
souvent incurable.

Cur. La ponction, les diurétiques, les
sudorifiques, les injections dans
le bas ventre, de plantes vul-
néraires.

Suppression d'urine.

Cau. L'inflammation des reins, celle
des artères, l'obstruction de ces
parties ou la présence d'une
pierre.

Dia. Le cheval s'agite; se tourmente,
plie les reins, les regarde & a
une fiévre considérable accompagnée de sueurs.

Pro. Incurable quand il est produit

par des pierres. Il eſt curable
quand il eſt cauſé par l'inflammation, mais il n'eſt pas ſans
danger.

Cur. A l'inflammation il faut les ſaignées & les lavemens adoucif-
ſants ; l'uſage du ſon friſé , &
l'eau blanche pour toute nourriture.

Incontinence d'urine.

Cau. Le relâchement de la veſſie, ou
de ſon col, l'âcreté de l'urine,
un ulcère au ſphinĉter de la veſſie.
Dia. L'écoulement continu.
Pro. Preſque toujours incurable vu
l'impoſſibilité d'injeĉter dans la
veſſie.
Cur. Les aſtringents, tels que le baume
du Pérou ou de térébenthine , à
la doſe d'un gros, en bol ou en
boiſſon.

Rétention d'urine.

Cau. Le rétréciſſement du col de la
veſſie , produit par l'inflammation, ou par celles des proſtates ,

souvent par la paralisie de la vessie même, ou une pierre.

Dia. Le peu d'écoulement d'urine , on s'assure de l'existence de la pierre en renversant l'animal sur le dos, & en lui mettant la main dans le rectum.

Pro. Presque toujours incurable , à moins que la cause ne soit une inflammation légere.

Cur. A l'inflammation, les saignées & les lavemens ; à la pierre, l'opération de la taille ; à la paralisie, la sonde au moyen d'une incision au raphé.

TARES & Maladies externes du bas-ventre.

RAMINGUE.

Cau. Mauvaise éducation ou l'insensibilité des flancs.

Dia. Le cheval se défend ou reste en place, au pincé de l'éperon.

Pro. Défaut dangereux pour un cheval de troupe.

Cur. Nul reméde.

Flanc

Flanc ferré.

Cau. Suite d'une côte plate.
Dia. La rentrée des flancs en dedans.
Pro. Peu mangeur & la maigreur ou marafme.
Cur. Nul reméde.

Fortrait ou étroit.

Cau. La trop grande ardeur, & fouvent un défaut de conftruction, les chevaux fortraits ont ordinairement la côte plate.
Dia. La tenfion ou la rentrée du basventre.
Pro. Expofé à la faim-vale & à la fatigue.
Cur. Nul reméde.

Efflanqué.

Cau. La fuite d'une maladie ou la privation de nourriture.
Dia. La rentrée du bas-ventre en dedans.
Pro. Long à guérir.
Cur. Une nourriture faine & abondante.

Q

Court.

Cau. La conftruction.
Dia. La croupe peu éloignée du garot.
Pro. Le cheval forge, eft fujet aux nerferrures & à broncher.
Cur. Nul reméde.

Eftrac.

Cau. La conftruction.
Dia. N'a pas de boyau.
Pro. Petit mangeur.
Cur. Nul reméde.

Ventre de vache.

Cau. La conftruction, & fouvent une nourriture trop abondante.
Dia. Le ventre excéde la poitrine.
Pro. Lourd.
Cur. La diete à la trop grande abondance.

Hernie ventrale.

Cau. Un coup, un effort du bas-ventre.
Dia. Une groffeur fur le ventre, que l'on fait rentrer.

Pro. Quelquefois mortelle , & cela selon la situation.

Cur. Les bandages, & quelquefois l'opération.

Faim-vale.

Cau. Souvent les vers dans les intestins.

Dia. Le grand appétit, le marasme.

Pro. Mol & veule ; de peu de service.

Cur. Les anti-vermineux.

Des parties de la génération.

Les parties de la génération sont situées dans le bas-ventre , & hors du bas-ventre. Nous ne parlerons que de celles-ci.

La premiere qui se présente, est l'enveloppe de la verge ou le fourreau, au bord duquel se trouvent les mammelles, peu sensible à la vérité, dans l'état naturel, mais très-apparentes, quand cette partie est malade.

Le fourreau doit être large : lorsqu'il est trop petit, l'humeur sébacée s'y amasse & produit des maladies. D'ailleurs la verge ne sortant pas aisément,

oblige le cheval de piſſer dans ſon fourreau.

Le membre ou la verge eſt un corps
ſpongieux qui commence au bord poſtérieur des os iſchions par deux bour-
lets, chacun de deux pouces de long :
ces deux parties caverneuſes ſe réuniſ-
ſent enſuite pour former un ſeul & même corps d'une figure conique & quaſi
priſmatique dans ſon centre. Ce corps
eſt terminé par une éminence arrondie
que l'on nomme tête. Autour de cette
tête eſt un bourlet qui s'élargit en cet
endroit & qui devient conſidérable dans
le moment de l'érection. C'eſt à cette
tête, ou gland, que vient ſe terminer
le canal de l'urètre, qui ſert à expulſer
les urines au dehors, & qu'on peut regarder comme une continuation de la
veſſie. Cet abrégé ne nous permet pas
d'autres détails.

La verge a des muſcles propres à ſon
corps & au canal de l'urètre. Ceux de
ſon corps ſont un de chaque côté, &
ſervent à la relever. Ils ont leurs attaches
à la partie poſtérieure des os iſchions,
embraſſent les deux piliers des corps caverneux, & ſe portent au-deſſus de la

verge, pour s'y terminer par un tendon très-fort qui paroît lui-même former le corps de la verge.

Le canal de l'urètre a trois muscles, un impair & deux pairs; l'impair est le plus long & s'étend sur tout le canal de l'urètre : les fibres sont rangées comme des barbes de plumes, dont le centre forme une ligne blanche. La fonction de ce muscle qui agit comme digastrique, est de resserrer le canal.

Les deux autres muscles sont très-courts & placés de chaque côté : ils ont leurs attaches aux parties latérales des corps caverneux, viennent se réunir pour se terminer & embrasser le canal. Postérieurement à ces deux-ci, en dedans du bassin, se remarque un trousseau de fibres circulaires qui servent au sphincter de la vessie.

Les testicules sont situés entre les cuisses, au-dessous des aînes : leurs deux faces internes se touchent, pour ainsi dire. Leur figure est ovalaire, leur grosseur varie, ils sont plus ou moins pendans. En général les chevaux espagnols les ont plus gros & plus pendans : ce

qu'on regarde comme deux grands défauts dans un cheval.

Dans le poulain naiſſant, les teſticules ſont cachés dans le bas – ventre.
Il en ſortent vers le ſixieme mois. Les
teſticules ſont renfermés chacun dans
quatre membranes, en forme de ſacs,
& recouverts d'une enveloppe commune qu'on appelle ſcrotum ou bourſe,
laquelle eſt formée par la peau. Nous ne
dirons rien ici de leur ſtructure interne.

Les teſticules ont chacun un muſcle qui leur eſt propre, nommé crémaſ-
ter. Ce muſcle eſt très-large, mince &
charnu. Il a ſon attache par une aponévroſe à celle du grand pſoas & de l'iliaque dans le baſſin. Il ſort par les anneaux & va ſe terminer à la partie inférieure du teſticule, après lui avoir ſervi
d'enveloppe. L'uſage des crémaſters
eſt de relever les teſticules ; mais ils
agiſſent peu dans l'état de repos : leur
effet n'eſt bien ſenſible que dans le trot
ou le galop.

Les parties extérieures de la génération dans la jument, ſont les mammelles,
la vulve, les lévres & le clitoris (a).

____

(a) Quoique les mammelles ne ſoient point comp-

Les mammelles font dans les jeunes jumens deux petits points arrondis, terminés par deux languettes de peau, elles font situées à la partie postérieure du bas ventre, en avant des cuisses. Les mammelles font très-apparentes dans les jumens qui ont pouliné.

La vulve est cette fente ovalaire située au-dessous de l'anus. Elle est l'entrée du vagin. Les bords de cette ouverture se nomment les lévres. Elles font formées par le repli de la peau, & mues par le moyen de trois muscles. Le plus considérable est un composé de fibres circulaires qui servent à les contracter. Les deux autres font quelques fibres charnues qui partent des os ischions, pour se terminer avec le précédent auquel on peut donner le nom de sphincter. Ces deux muscles élévent la vulve vers le rectum.

Le clitoris est situé intérieurement, entre les os ischions auxquels il s'attache :

---

tées parmi les parties de la génération, nous avons cru devoir en parler ici, parce qu'elles font placées auprès de ces organes.

c'eft un corps fpongieux d'environ un pouce & demi de longueur.

TARES & maladies des parties extérieures de la génération.

FOURREAU PETIT.

Cau. Défaut de conftruction.
Dia. Aifé à appercevoir.
Pro. Expofé à des chancres ou des poi-
reaux.
Cur. Nul reméde.

Piffant dans fon fourreau.

Cau. Défaut de reffort, ou de conf-
truction.
Dia. Aifé à appercevoir.
Pro. Expofé à des chancres ou des poi-
reaux.
Cur. Nul reméde.

Hernies.

Cau. Un coup, un effort, la defcente d'un tefticule, font ordinairement la caufe de la defcente d'un
inteftin.

Dia. La grosseur , la sensibilité , la circonscription , la rentrée de la tumeur , & son siége.

Pro. Pour l'ordinaire incurable , sur-tout lorsqu'elle est ventrale , & qu'elle est considérable.

Cur. Les bandages de compression, & l'opération , si elle est crurale ou inguinale.

Induration du testicule.

Cau. Un coup, une humeur.

Dia. La dureté , l'insensibilité.

Pro. De peu de conséquence , toutes les fois que le cordon n'est pas attaqué.

Cur. La castration , lorsque les cata-plasmes émollients on été in-fructueux.

Fistule au fourreau ou au scrotum.

Cau. Une castration mal faite.

Dia. L'écoulement qui se fait conti-nuellement le long du fourreau:

Pro. Rarement curable.

Cur. Il faut tacher de fendre le scro-tum , pour couper le cordon plus haut.

Squirrhe du fourreau ou des mammelles.

Cau. Une humeur , un coup , souvent l'application des onguents sur un œdéme.

Dia. La dureté, l'insensibilité, le peu de chaleur.

Pro. Pour l'ordinaire incurable , lorsque la maladie est ancienne.

Cur. Les résolutifs , les astringents , sur-tout l'eau végéto-minérale, assez souvent les scarifications , & quelquefois l'extirpation , sur-tout des mammelles , avec l'application des digestifs.

Phimosis.

Cau. L'âcreté & le séjour de l'humeur sébacée, des ulcères farcineux répandus dans le fourreau.

Dia. Rétrécissement du fourreau qui s'oppose à la sortie de la verge.

Pro. Rarement dangereux , à moins qu'il ne soit ancien, & que le gland & les corps caverneux ne soient totalement ulcérés.

Cur. Quand les bains relâchans n'y font

rien, il faut fendre le fourreau, raser les petits ulcères ou poireaux qu'il pourroit y avoir, bassiner les plaies une fois ou deux avec la dissolution de vitriol, & continuer avec le vin mielé.

Paraphimosis.

Cau. Mêmes causes que le phimosis, ou lorsque le cheval aura sailli une jument bouclée, ou monté sur un autre cheval.

Dia. La sortie de la verge, plus ou moins, du fourreau, son gonflement, ses étranglemens en forme d'anneaux

Pro. L'animal peut en périr, si le membre est froid & sans douleur.

Cur. On emploiera les scarifications sur le corps de la verge jusqu'au corps caverneux, évitant de toucher au canal de l'urètre, & bassiner les plaies avec le vinaigre.

Bistourné.

Cau. L'intention de rendre l'animal impuissant.

Dia. Aux testicules qui sont petits &
desséchés.
Pro. Quelquefois l'animal peut encore
saillir & engendrer.
Cur. La castration.

De l'arrière-main, troisieme partie du cheval pris avec sa peau.

L'arrière-main, comprend la croupe, la queue, l'anus, les hanches, les
fesses, les cuisses, le plat de la cuisse,
la veine, l'aîne, le graffet, la jambe,
le jarret, le canon, &c.

La croupe est cette ligne en forme
de goutiere qui s'étend depuis les reins,
jusqu'au commencement de la queue.
Cette partie peut avoir 2 ou 3 pouces
de large. Elle doit, pour offrir une forme agréable, s'arrondir légérement;
autrement on dit que le cheval a la
croupe avalée.

La goutiere dont nous avons parlé,
ne se rencontre que dans les chevaux
gras: elle est, dans les chevaux mai-
gres, remplacée par une ligne saillante.

L'os sacrum est placé dessous cette
ligne, & peut être regardé comme l'os
de la croupe.

La queue doit fuivre la croupe & par conféquent être placée un peu haute. Cette pofition donne au cheval, des facilités pour la lever, & il eft alors très-propre à la porter à l'angloife.

On diftingue dans la queue, 1°. Le tronçon qui eft la partie la plus élevée, ou pour mieux dire, celle où les crins font pofés. 2°. Le fouet ou les crins : il doivent être bien garnis ; lorfqu'ils fe trouvent en petite quantité, la queue s'appelle queue de rat.

Les os de la queue font au rang des fauffes vertébres, & leur nombre varie felon les fujets, depuis 15 jufqu'à 18. Ces os appellés nœuds font mus par le moyen de 10 mufcles, quatre abaiffeurs, quatre releveurs & deux latéraux qui fervent à porter la queue fur les côtés.

Les releveurs fe divifent en courts & en longs releveurs.

1°. Les longs viennent de la continuation des mufcles du dos : après avoir rampé fur les parties latérales des apophyfes épineufes de l'os facrum, & s'y être attachés, ils viennent, en s'amincif-fant, fe terminer par de petites appendices tendineuſes , à la partie ſupérieure de chacun des nœuds de la queue.

2°. Les courts releveurs prennent leurs attaches aux trois & quatre der-nieres apophyſes épineuſes de l'os ſa-crum , & vont ſe terminer avec les précédens.

Les abaiſſeurs ſont auſſi diſtingués en longs & en courts.

1.° Les longs prennent leurs attaches aux parties latérales de l'os ſacrum : Ils viennent ſe terminer au - deſſous de la queue , par pluſieurs tendons qui vont s'inſérer à la partie inférieure de chaque nœud.

2°. Les courts abaiſſeurs ont leurs attaches dans la face interne du baſſin, à une large aponévroſe appellée ſacro-ſciatique , & vont ſe terminer aux par-ties latérales de l'os ſacrum & des premiers nœuds.

Ces muſcles ſont plus larges que les précédents.

Les muſcles latéraux ont leurs atta-ches fixes à la partie inférieure du bord latéral des nœuds de la queue ; & en ſe prolongeant aux apophyſes tranſ-verſes des premiers nœuds , ils vont ſe terminer par de petits tendons, aux parties latérales de ces mêmes os (*a*).

L'anus ou le fondement n'eſt autre choſe que l'extrêmité de l'inteſtin rectum. Cette ouverture de la peau, eſt reſſerrée & retirée dans le baſſin, par le moyen de trois muſcles : deux pairs & un impair nommé ſphinĉter.

Ce dernier eſt un compoſé de fibres circulaires de la largeur de deux ou trois travers de doigts. La fonĉtion de ce muſcle eſt, en ſe contraĉtant, de reſſerrer l'anus.

Les muſcles pairs ſont placés de chaque côté, & ſont très-larges. Ils ont leurs attaches à la face interne & ſupérieure des os iſchions, & vont ſe perdre dans le ſphinĉter. C'eſt dans ce dernier muſcle que l'on a vu ſouvent introduire des roſſignols ou ſifflets (eſpéce d'anneau de plomb,) dans l'idée de faciliter la reſpiration d'un cheval pouſſif. Cette opération prouve l'igno-

---

(*a*) Nous nous étendrons dans notre démonſtration ſur les différentes méthodes de couper la queue, parce qu'il en eſt de très-dangereuſes, & qui peuvent entraîner des accidens très-graves.

rance du praticien, & peut occafionner la fiftule.

Tares & maladies de cette partie.

CROUPE AVALÉE.

Cau. Défaut de conftruction.
Dia. La pente de la croupe.
Pro. Ayant peu de reins, & foible dans fes jarrets.
Cur. Nul reméde.

Arrète ou queue de rat.

Cau. Perte des crins de la queue; la galle, les dartres.
Dia. Facile à appercevoir.
Pro. De peu de conféquence, mais défagréable à la vue.
Cur. Le traitement felon la caufe.

Relâchement de l'anus.

Cau. Un dévoiement perpétuel, un érétifme des mufcles pairs de l'anus, un relâchement du fphinc-ter de cette partie.

Dia.

Dia. La grande ouverture de l'anus,
qui laiſſe voir juſqu'à un demi-
pied dans le rectum.

Pro. De peu de conſéquence.

Cur. Fomenter la partie avec le cachou,
ou l'écorce de grenade , ou la
noix de galles cuite dans du
vin.

Fiſtule à l'anus

Cau. Un dépôt, ou l'application d'un
ſifflet ou roſſignol.

Dia. Une petite ouverture d'où s'é-
coule une féroſité ſanieuſe & dans
laquelle la ſonde entre profondément.

Pro. Fort difficile à guérir, quand l'inteſtin rectum eſt attaqué.

Cur. L'inciſion juſqu'au foyer du mal,
& l'application des digeſtifs ſimples.

Des Hanches.

Les hanches ſont ces parties qu'on
apperçoit au haut des jambes de derrière, & qui doivent être à-peu-près
au niveau de la jonction des reins avec

la croupe. Dans les chevaux gras &
bien faits, les hanches doivent être peu
fenfibles. Il arrive quelquefois qu'elles
font plus hautes ou beaucoup plus
baffes que la croupe : cela provient de
l'inclinaifon plus ou moins forte des
os des ifles.

Affez fouvent ces os fuivent la conformation de la croupe ; c'eft-à-dire,
que fi la croupe eft avalée, les hanches
feront hautes : il peut arriver qu'une des
hanches foit plus haute que l'autre, le
cheval eft alors ce qu'on appelle épointé :
plufieurs raifons peuvent le faire paroître ainfi.

Nous avons déjà nommé les os du
baffin ou des ifles. Les deux illiums font
proprement les os des hanches, & leur
crête forme cette élévation arrondie
qui les caractérife.

Les feffes font ces maffes de chair
que l'on voit depuis la hanche jufqu'à
la croupe, & depuis celle-ci jufqu'à
cette pointe qui avoifine la queue. Elles
doivent être graffes & convexes.

TARES & Maladies des Hanches.

CORNU OU HANCHE HAUTE.

Cau. Défaut de conftruction.
Dia. Facile à appercevoir.
Pro. Pour l'ordinaire jarreté.
Cur. Nul reméde.

Effort de Hanche.

Cau. Une extenfion des mufcles de la cuiffe , comme l'écart l'eft au bras.
Dia. La douleur, le gonflement.
Pro. Très-long à guérir.
Cur. Les cataplafmes émollients dans le commencement, les aromatiques fur la fin, & quelquefois une faignée ou deux, fi l'inflammation eft confidérable.

Epointé.

Cau. La fuite d'une fracture de la pointe de la hanche.
Dia. Facile à appercevoir.

R ij

Pro. De nulle conféquence que la difformité.

Cur. Nul reméde.

De la Cuiffe & du refte de l'extrémité jufqu'à la couronne.

La cuiffe s'étend depuis le bas de la pointe de la hanche jufqu'au graffet. Elle doit être charnue & arrondie poftérieurement, fe joignant avec le bas de la feffe, dont elle fuit la forme en dehors & un peu en avant : il faut encore qu'elle foit un peu platte en dedans, pour faciliter fon mouvement vers le bas-ventre.

Le dedans, ou comme on l'appelle vulgairement le plat de la cuiffe, doit être charnu, mais peu chargé de graiffe. C'eft dans la partie moyenne du plat de la cuiffe que fe trouve une veiné où l'on a coutume de faigner.

La cuiffe eft formée d'un feul os nommé fémur ; c'eft le plus gros du corps de l'animal. Il s'articule fupérieurement avec les os du baffin. Sa tête eft reçue dans une cavité profonde, nommée cotiloïde, formée en partie par le pubis, & en partie par l'illium. Cette articulation eſt affermie par deux ligamens ; ſavoir : un ſuſpenſeur qui s'attache d'une part dans le fond de la cavité cotiloïde, & de l'autre à la tête même du fémur. Le ſecond ligament eſt capſulaire, & enveloppe l'articulation.

Il eſt encore un ligament nommé tranſverſal ; mais ce ligament appartient tout entier à la cavité, & fait fonction de bord oſſeux, pour contenir la tête du fémur & adoucir les mouvemens de cette articulation qui permet au fémur des mouvemens en tout ſens.

Ces mouvemens s'exécutent par l'action de quatorze muſcles ; ſavoir : trois extenſeurs, deux fléchiſſeurs, deux adducteurs, trois abducteurs & quatre rotateurs.

Comme la plûpart de ces muſcles ont leur inſertion aux éminences trochanters du fémur, il eſt néceſſaire de dire que ces éminences ſont au nombre de trois ; la premiere, nommée grand trochanter, eſt ſituée ſupérieurement, & eſt la partie la plus élevée de cet os ; la ſeconde, ou moyen trochanter, eſt la plus conſidérable, & ſe trouve un peu plus bas ; la troisieme, ou petit trochanter, est plus allongée & au tiers du corps de l'os. Revenons aux muscles.

Les extenseurs sont : 1°. Le gros extenseur, ainsi nommé à cause de son volume, a son attache à la partie antérieure & inférieure de la symphise des os pubis, & se termine à la partie postérieure & moyenne du fémur.

2°. L'extenseur moyen prend son attache en devant & au-dessus du précédent, & se termine à côté de lui.

3°. Le petit extenseur est un muscle grêle situé dans le corps de la cuisse. Il a son attache à la partie latérale, externe & inférieure de l'os ischion, & va se terminer à la face postérieure du fémur.

La fonction de ces muscles est d'abaisser la cuisse lorsqu'elle a été portée en avant, de la porter en arrière dans le reculement, & de l'étendre dans la ruade.

Les muscles fléchisseurs sont : 1°. Le grand psoas ; il est très-long, situé en dedans du bassin, & recouvert par le péritoine : il a son attache aux parties latérales & aux apophyses transverses du corps des deux dernieres vertébres dorsales & des quatre premieres lombaires : il se termine à l'éminence interne du fémur.

2°. L'iliaque prend son attache au-dessous du précédent, & se termine au même endroit.

La fonction de ces deux muscles est de fléchir la cuisse sur le bassin, & de la porter en avant.

Les muscles adducteurs sont : 1°. Le petit psoas : ce muscle est situé à côté du grand, un peu plus en dedans du bassin, & se termine en dedans du fémur, au-dessous du petit trochanter.

2°. Le petit pectineus. Il a son attache au bord antérieur & presque moyen de l'os pubis : il se porte ensuite en dedans de la cuisse, pour se terminer au petit trochanter. L'usage de ces deux muscles est de rapprocher les cuisses l'une de l'autre.

Les muscles abducteurs sont : 1°. Le moyen fessier. Ce muscle est plat : il est situé à la partie inférieure de la fesse ; il s'attache à la partie moyenne de l'os *facrum*, & fe termine au petit trochanter.

2°. Le grand feffier ; c'eft le plus confidérable des mufcles de la cuiffe. Il a fon attache à la partie inférieure des mufcles du dos, à la face latérale de l'os *facrum*, & à la crête des os des ifles : il fe termine en fe joignant d'une part au moyen feffier, & de l'autre à la partie moyenne & interne du fémur.

3°. Le petit feffier. Ce mufcle a fon attache à la partie inférieure de l'os illium, & fe termine en dedans du grand & du moyen trochanter.

Les mufcles rotateurs font : 1°. L'obturateur externe : il a fon attache à toute la circonférence du trou ovalaire des os du baffin, & defcend en diminuant de largeur, pour fe terminer à la partie poftérieure & fupérieure du fémur, un peu extérieurement.

2°. L'obturateur interne. Celui-ci a fon attache dans la face interne de l'os ifchion, & fe termine dans la foffe du grand trochanter.

3°. Le pyramidal, ainfi nommé à caufe de fa figure, s'attache à l'os illium, & fe termine avec le précédent.

4°. L'ifchio : Il s'attache au bord latéral de l'os ifchion, & fe termine avec les deux précédens.

Ces mufcles tournent la cuiffe de dehors en dedans, & de dedans en dehors.

Le graffet eft cette partie arrondie qui eft proche le flanc, & qui forme l'articulation de la cuiffe avec la jambe proprement dite. Un graffet gros eft toujours avantageux ; il doit auffi être un peu fec.

Le graffet eft formé d'un feul os nommé rotule ou os quarré à caufe de fa figure. Cet os eft retenu fupérieurement par la terminaifon des mufcles qui forment la partie antérieure de la cuiffe, & inférieurement par trois ligamens, dont deux font propres à la rotule, & l'autre commun à la rotule & au tibia. L'ufage de ces ligamens eft de réfifter à la violence des mufcles, qui fans eux tirailleroient la rotule.

La jambe proprement dite, répond dans les extrêmités poftérieures à l'avant-bras dans les extrêmités antérieures ; elle doit ainfi que lui être charnue & en forme de cône à bafe renverfée,

c'eſt-à-dire, diminuer inſenſiblement
juſqu'à deux ou trois travers de doigts
au-deſſus du jarret : lorſqu'elle eſt trop
menue c'eſt une tare qui annonce la
foibleſſe.

La jambe doit auſſi être ſituée obliquement : lorſqu'elle eſt droite, on dit
que le cheval eſt droit ſur ſon jarret.

La jambe eſt formée de deux os ; le
tibia qui eſt le plus long de cette extrêmité, & le cubitus, qui eſt un petit os
d'une forme pyramidale, lequel eſt ſitué
à la partie latérale externe du tibia, s'é-
tendant depuis la partie ſupérieure, juſqu'à la partie moyenne.

Le tibia s'articule ſupérieurement
avec le fémur à l'endroit du graſſet,
& ſon articulation eſt affermie par le
moyen de ſix ligamens ; ſavoir, deux
latéraux, deux croiſés, un poſtérieur
& un capſulaire.

La jambe eſt portée en avant, en
arrière, en dedans, en dehors, par l'action de douze muſcles ; ſavoir, trois
extenſeurs, un fléchiſſeur, quatre adducteurs & quatre abducteurs.

Les extenſeurs ſont, 1.º Le crural :
c'eſt un muſcle gros & court, qui a

son attache au bord antérieur de l'os ischion, & qui va se terminer au bord supérieure de la rotule.

2.º Le vaste externe : il a son attache & sa terminaison à côté du précédent.

3.º Le vaste interne : il a son attache à la partie interne de l'os ischion vers les os pubis, & se termine à la partie supérieure & latérale interne de la rotule.

Le fléchisseur de la jambe a son attache à la partie latérale externe & inférieure du fémur, & va se terminer à la partie postérieure & un peu supérieure du tibia.

Les adducteurs de la jambe sont, 1.º Le grêle adducteur, ainsi nommé à cause de son peu de volume, s'attache par une aponévrose, en partie au petit psoas, & en partie à l'iliaque, & va se terminer par une autre aponévrose à la partie supérieure & interne du tibia.

2.º Le large adducteur, le plus large des muscles de la jambe, est situé au-dessous du précédent, & plus en dedans de la cuisse. Il a son attache tout le long de la symphise des os pubis, & va se terminer un peu au-deſſous du grêle adducteur.

3.° Le gros adducteur prend ſon attache, d'une part à la pointe poſtérieure de l'iſchion, & de l'autre à la partie latérale & inférieure de l'os ſacrum. Il ſe termine en dedans de la cuiſſe, à côté du ligament latéral interne du fémur avec le tibia.

On pourroit preſque regarder ce muſcle comme fléchiſſeur de la cuiſſe.

4°. Le long adducteur s'attache au-deſſous du précédent, & va ſe terminer à la partie latérale & preſque moyenne du tibia.

Les abducteurs ſont 1°. Le faſcia-lata : C'eſt un muſcle plat d'une forme triangulaire, qui a ſon attache au bord inférieur de l'angle externe de l'os illium : Il ſe termine 1.° à la partie antérieure & ſupérieure du tibia, & ſe continue enſuite fur le reſte du tibia.

2°. Le long abducteur a ſon attache aux parties latérales de l'os ſacrum, & en deſcendant, à l'os iſchion ; après s'être attaché à ces deux endroits, il vient ſe terminer aux parties latérales de la rotule, & à la partie supérieure du tibia.

3°. Le moyen abducteur va s'attacher au bord inférieur de l'os ischion, & se termine au ligament interne de la rotule, & à la partie antérieure du tibia.

4°. Le court abducteur prend son attache jusqu'à la partie moyenne du long abducteur, produit ensuite une large aponévrose qui enveloppe les muscles qui forment la jambe.

Le jarret est situé au bas de la jambe : Pour être bien construit, il doit avoir sa pointe détachée du bas de la jambe, de façon à y laisser une séparation. En devant il doit avoir un pli sur lequel on puisse distinguer une espéce de corde qui est un tendon extenseur de l'os du pied : En dedans il faut qu'il se présente deux grosseurs, une à la partie moyenne de la jointure, & l'autre dans la partie inférieure avec étranglement au bas. L'entre-deux de ces deux grosseurs doit former une cavité (*a*). En

––––––––––––––––––––––––––––––––––––

(*a*) Ces sortes de grosseurs en imposent à bien des gens, qui les voyant détachées l'une de l'autre, les prennent pour des éparvins.

dehors du jarret, ſe remarque une groſſeur allongée & un étranglement moins
marqué qu'en dedans.

Toutes les fois qu'un jarret ſera arrondi, & qu'il ne préſentera point ces
différentes inégalités, ce ſera toujours
un vice de conformation, ou une ſuite
d'accidens.

On dit qu'un cheval eſt jarreté,
lorſque les pointes des jarrets ſe touchent : Mais en examinant avec attention, on verra que ce défaut ne dépend
pas du jarret, mais de l'os de la cuiſſe
dont la tête ſe dérange de ſa cavité :
Ce qui le prouve, c'eſt que l'animal
porte toute l'extrêmité en dehors, &
même le pied ; ce qui s'appelle pied en
maître à danſer. Comment cela pour-
roit-il venir du jarret, puiſque les os
de cette partie, n'ont point de mouvement de rotation ſur le tibia : Ils ne
tournent donc que parce qu'ils ſuivent
la direction commune imprimée par
l'os de la cuiſſe. Les chevaux qui ſont
dans ce cas-là, ſont pour l'ordinaire
mols dans leur train de derrière, &
manquent de force dans les reins.

Le jarret eſt compoſé de ſix os, quelquefois même de ſept.

Les ſix os du jarret ſont rangés ſur trois lignes : l'os de la poulie qui s'articule avec le tibia, forme la premiere ligne, le grand ſcaphoïde & le petit, la deuxieme & la troiſieme ; le difforme qui eſt placé latéralement & extérieurement aux deux ſcaphoïdes, concourt avec eux à former les ſecondes & troiſieme lignes ; enfin l'os propre du jarret qui en forme la pointe, eſt ſitué poſtérieurement ; & ſous lui ſe trouve placé l'entre-oſſeux. Lorſqu'il ſe trouve un ſeptieme os, ce ſeptieme os eſt une portion de l'entre-oſſeux, qui quelquefois ſe trouve partagé en deux.

Les os du jarret ſont unis entr'eux, avec le tibia & avec l'os du canon, par des ligamens propres & communs. Ces derniers ſont au nombre de quatre, deux latéraux, un capſulaire & un poſtérieur.

Les ligamens propres ſont 1.º Deux ligamens (qui deviennent croiſés en paſſant par-deſſus les latéraux), qui uniſſent le tibia avec l'os du jarret.

2°. Différens plans de fibres qui s'étendent en tout fens.

De même qu'au genou, le jarret a auffi des ligamens en forme de bracelets, pour contenir les tendons qui vont mouvoir le refte de l'extrêmité.

Le jarret eft fléchi & étendu par le moyen de quatre mufcles, favoir : Un fléchiffeur & trois extenfeurs.

Le fléchiffeur a fon attache au bord externe du tibia, à fa jonction avec le péroné; & il vient fe terminer au bas de l'os de la poulie, & à la partie poftérieure du fcaphoïde.

Les trois extenfeurs font 1°. Les deux jumeaux : Ce font de très-gros mufcles qui ont leurs attaches à la partie poftérieure du fémur, & qui fe réuniffent vers la partie moyenne, pour former un feul tendon, qui fe termine à la pointe de l'os du jarret.

2°. Le grêle extenfeur s'attache au-deffous du ligament latéral externe du fémur avec le tibia : il defcend enfuite avec les mufcles jumeaux, pour s'y réunir.

Le canon de derrière doit être plus long, plus arrondi que celui de devant;

ces

ces nerfs ou tendons doivent être aussi plus détachés.

Les os qui composent le canon de derrière, font trois comme aux jambes de devant; mais ils ont quelques différences.

Le canon de derrière est fléchi par un seul muscle qui a son attache en deux endroits: à la partie inférieure des condiles du fémur, & dans la goutiere externe du tibia, ces deux portions se réunissent pour aller se terminer par un seul tendon, à la partie antérieure du canon.

Le boulet est de même qu'aux jambes de devant.

Le paturon de derrière est un peu plus long que celui de devant. La couronne est la même pour tout ce qui la concerne.

Le paturon de derrière est fléchi par le moyen de trois muscles, le gros & les deux grêles fléchisseurs.

Le gros fléchisseur a son attache à la partie postérieure & inférieure de l'os entre-osseux & de l'os difforme, & vient se terminer à la partie supérieure & postérieure de l'os du paturon.

S

Les grêles fléchiſſeurs ſont des muſcles très-courts & très-larges qui prennent leurs attaches à la partie inférieure
latérale & un peu poſtérieure du jarret :
ils viennent ſe terminer à la partie latérale du paturon.

Les trois muſcles extenſeurs du pied,
ſervent au paturon, au moyen des bandes ligamenteuſes qu'ils y fourniſſent.

TARES & maladies propres aux jambes de derrière.

Cuiſſe plate.

Cau. La mauvaiſe conſtruction.

Dia. Aiſé à appercevoir.

Pro. Le cheval trote mal & précipi-
tamment.

Cur. Nul reméde.

Anthrax, vulgairement appellée muſa-raigne (a).

Cau. L'arrêt des liqueurs dans les glandes inguinales.

(*a*) Cette maladie avoit toujours été attribuée à
la piqûure, ou à la morſure de la muſaraigne : Mais
M.ͬ *de Lafoſſe*, préſenta en 1757, un mémoire à

Dia. Une grosseur dans le plat de la cuisse, qui est d'abord sensible ; mais qui cesse bientôt de l'être.

Pro. Toujours mortelle, si l'on ne fait l'opération.

Cur. L'on scarifie la tumeur ou grosseur jusqu'aux muscles, & l'on bassine la plaie avec l'essence de térébenthine ; la suppuration bien établie, bassiner avec le vin mielé. Si la respiration étoit gênée, il faudroit saigner & donner des lavements émollients.

Abcès à la cuisse.

Cau. Une humeur ou un effort des muscles.

Dia. Une grosseur sensible avec mollesse, & une espéce de fluctuation qui annonce la suppuration.

---

l'académie, dans lequel il démontra que la musaraigne 1.° Ne pouvoit point mordre, parce que sa bouche ne s'ouvroit que d'une demi-ligne au plus, & que pour pincer la peau dans la partie la plus fine, il falloit au moins trois lignes de prise ; 2.° Qu'elle ne pouvoit point piquer puisqu'elle n'avoit point de dard. Il donna ensuite ses idées sur la véritable cause de cette maladie, & M. M. *Morand* & *Buffon* furent nommés pour être témoins des expériences faites à ce sujet.

Pro. De peu de conféquence & de peu de durée, quand le pus eft bien établi.

Cur. Une incifion dans la partie la plus déclive, & laver le fac avec du vin mielé.

Crampe.

Cau. Un défaut de circulation produit par une fauffe fituation.

Dia. La perte momentanée d'une jambe ou de deux.

Pro. De peu de durée.

Cur. L'exercice.

Huché fur fon derrière.

Cau. L'ufure de longs travaux, ou la ferrure.

Dia. Il porte le boulet en avant & fe foutient fur la pince.

Pro. Mêmes remédes que pour le bouleté; ces deux défauts dépendent des mêmes caufes.

Droit fur fes jarrets.

Ce défaut annonce la ruine, & eft incurable.

Éparvin.

Cau. Un vice de conformation , un coup, & le plus souvent un effort de jarret.

Dia. Petite grosseur à la partie interne & inférieure du jarret, qui est dure & peu sensible.

Pro. Presque toujours incurable, & le cheval en boite ordinairement.

Cur. Au défaut de conformation il n'y a rien à faire ; à celui d'accident , il faut l'application du feu (*a*).

Harper.

Cau. Mouvement convulsif.

Dia. Le mouvement tride du jarret.

Pro. Désagréable , lorsqu'il n'y a qu'une jambe d'attaquée.

______

(*a*) La plûpart des Maréchaux, en voyant un cheval boiteux sans en connoître la cause , prononcent hardiment que c'est l'effet d'un éparvin qui va sortir : cette assertion prouve combien ils connoissent peu la maladie qu'ils annoncent. Nous aurons soin de nous arrêter sur cet important article des tares du jarret, & de bien détailler les différentes espéces d'éparvins ; afin de détruire une partie des préjugés reçus sur les causes , les suites & la curation de cette maladie.

Cur. Nul reméde.

Varice de la cuisse & du jarret.

Cau. Une dilatation de la veine crurale externe, ou une dilatation de
la capsule articulaire du jarret.
Dia. Une petite élévation molasse dans
le plat de la cuisse ou en dedans
du jarret dans sa partie moyenne.
Pro. L'une & l'autre sont de peu de
conséquence.
Cur. A l'une & à l'autre il faut les astringents ; à la premiere, l'eau végéto-minérale ; à la seconde, souvent le feu.

Jardon.

Cau. Un effort du tendon , quelquefois un coup.
Dia. Une tumeur située au-dessous de
la pointe du jarret , pour l'ordinaire insensible.
Pro. Le cheval en reste quelquefois
boiteux.
Cur. Les astringens, les aromates, l'eau
végéto-minérale & quelquefois

le feu quand ils n'ont pas fait effet.

Solandre.

Cau. La même que la malandre aux jambes de devant.

Dia. La folandre eft au pli du jarret, ce que la malandre eft au genou.

Pro. Même prognoftique & même curation qu'à la malandre.

Capelet ou paſſe campagne.

Cau. Un coup, ou l'épaiffiffement de la lymphe.

Dia. Tumeur infenfible fituée à la pointe du jarret.

Pro. Il eft de peu de conféquence, mais quelquefois long à guérir.

Cur. Les mêmes remédes que pour le jardon.

Veſſigon.

Cau. Une furabondance de finovie ou le relâchement de la capfule, occafionné par un effort de jarret, par une longue marche ou le féjour de l'écurie.

Dia. Une grosseur mole & insensible au-dessus du jarret en dedans ou en dehors, & souvent des deux côtés en même tems.

Pro. Quelquefois incurable; sur-tout quand il est ancien, & que l'on y a mis des onguents.

Cur. L'eau végéto-minérale en fomentation, & le plus souvent l'application du feu, soit en pointes, soit en raies.

Du Pied & de sa Ferrure.

Le pied du cheval est composé de parties dures & de parties molles, renfermées dans une boîte de corne nommée sabot.

Le sabot, ainsi que les ongles dans l'homme, paroît n'être qu'une expansion des nerfs & des vaisseaux lymphatiques; il se divise en deux parties: l'une, antérieure & supérieure, a retenu le nom de muraille; l'autre, nommée sole de corne, est inférieure, & ne peut être apperçue qu'en levant le pied du cheval.

Le sabot de devant doit être plus arrondi; celui de derrière plus allongé,

& tenir du pied de mulet. La muraille
de l'un & de l'autre doit être convexe
& fa ligne d'inclinaifon fur le fol,
tenir le milieu entre une ligne perpendiculaire & une horifontale, c'eft-à-
dire, qu'elle doit former avec la terre
un angle de quarante-cinq degrés.

La muraille eft molle, mince &
blancheâtre à fa racine ; à mefure qu'elle
s'en éloigne, elle acquiert de l'épaiffeur
& de la dureté : elle eft compofée extérieurement de fibres paralléles & longitudinales, très - étroitement ferrées.
Ces fibres s'apperçoivent & fe détachent
aifément lorfque la macération a détruit
la pellicule glutineufe qui leur fert de
vernis, & les défend des impreffions de
l'air. Cette ftruéture de la muraille
nous fournit deux obfervations : la
premiere porte fur la direétion de fes
fibres, qui étant longitudinales doivent
engager le Maréchal, lorfqu'il eft dans
le cas d'en abattre, de placer fon *rogne-
pied* de façon qu'il coupe dans un fens
oppofé à celui des fibres : fans cette
précaution, la muraille rifquera toujours
de s'éclater. La feconde obfervation a
lieu par rapport à la dangereufe habi-

tude qu'ont certains Maréchaux de
raper la muraille pour embellir le pied :
en détruifant l'enveloppe glutineufe qui
la défend, ils l'alterent & l'expofent davantage aux feimes & aux autres maladies qui font une fuite de la féchereffe
du fabot.

La face interne de la muraille préfente deux chofes : 1°. Supérieurement
une demi-goutiere deftinée à loger la
chair de la couronne. 2°. Depuis la
demi-goutiere jufqu'au bord inférieur,
des lames paralléles & longitudinales
produites par la corne, & laiffant entr'elles des intervalles deftinés à recevoir les lames charnues de la chair cannelée.

Les vaiffeaux lymphatiques deftinés
à nourrir la muraille, partent de la chair
de la couronne, & pénétrent dans la
muraille par les porofités qui fe rencontrent dans l'intérieur de la demi-
goutiere remarquée ci-deffus. Mais
comme ces vaiffeaux lymphatiques ne
fe propagent point jufqu'à fon bord inférieur, & qu'ils s'arrêtent ordinairement à l'extrêmité de l'os du pied, ,
toute la partie inférieure de la muraille

se fend & se casse, lorsque son extrême longueur l'éloigne trop du suc nourricier.

La partie antérieure de la muraille a retenu le nom de muraille de la pince ; celle des côtés, celui de muraille des quartiers ; & celle qui est tout-à-fait postérieure, celui de muraille des talons.

La sole de corne se divise en quatre parties, dont trois correspondent aux divisions de la muraille, c'est-à-dire, qu'on a nommé sole de la pince, sole des quartiers, sole des talons, les parties qui touchent aux parties de la muraille, qui portent ces noms.

La quatrieme partie est ce corps moyen, en forme de V, nommé fourchette de corne. La substance de chacune de ces parties a des différences essentielles à connoître.

La corne de la sole de la pince & celle des quartiers deviennent farineuses, si on les pare légérement ; elles deviennent unies, molles & grisâtres, si on les pare beaucoup.

Si on laisse agir la nature, & qu'on ne les pare point, elles se dépouillent elles-mêmes de leur accroissement superflu, au moyen de petites écailles qui s'en détachent; de forte que ces deux foles confervent toujours à-peu-près la même épaiffeur. Il eft donc inutile, pour ne pas dire dangereux, de chercher à leur enlever ce fuperflu, puifqu'elles favent s'en dépouiller elles-mêmes: on ne parera donc le pied, que lorfque des circonftances particulieres l'exigeront, comme la claudication ou un accident quelconque.

La fole des talons eft d'une corne liante qui s'ufe par le frottement du pied fur la terre. Cette fole des talons, à en juger par la nature de fa fubftance filamenteufe extérieurement, cannelée intérieurement, ne paroît être qu'une continuation de la muraille qui fe replit en forme d'arc - boutant, pour foutenir la muraille des talons, & l'empêcher de fe rapprocher. Ces arcs-boutans fourniffent auffi un point d'appui au tendon fléchiffeur, font l'office de fourchette & peuvent la fuppléer. Ce qui le prouve, c'eft que dans les pieds creux, où la fourchette eft très-petite, ces arcs-boutans font très-confidérables, tandis qu'ils font à peine fenfibles dans les pieds plats où la fourchette eſt très-large, la nature ayant fait concourir ſolidairement ces deux parties pour ſoutenir le tendon qui, ſans ce point d'appui, éprouveroit des extenſions ou des ruptures à raiſon de ſes efforts.

Il ne faut, pour s'en convaincre, que jetter un coup-d'œil ſur le méchaniſme de ces parties. L'os de la couronne ne porte qu'obliquement ſur l'os du pied & ſur celui de la noix ; le poids du corps s'en iroit donc en arrière ſi le tendon ne le ſoutenoit : mais le tendon lui-même ſeroit obligé de céder, ſi la fourchette charnue & celle de corne fortifiée par les arcs-boutans, ne lui offroient un point d'appui aſſuré.

Enfin, la quatrieme partie de la ſole de corne, la fourchette, eſt d'une ſubſtance molaſſe & tenant de la nature de l'éponge. Elle ſe dépouille auſſi de ſes accroiſſemens ſuperflus, mais d'une maniere différente que les autres parties de la ſole : elle s'en va comme une eſpéce de filandre. Il eſt bien eſſentiel qu'elle porte toujours à terre, comme nous le verrons en parlant des extenſions & ruptures du tendon fléchiſſeur.

La ſole de corne doit être creuſe ; les arcs-boutans bien marqués ; les talons droits, & la fourchette petite.

Les ſubſtances dures & molles, contenues dans le ſabot, ſont : 1°. La chair de la couronne : C'eſt un bourrelet griſâtre & dur à ſon extérieur, blanchâtre & mamelonné dans ſon intérieur, qui environne la partie ſupérieure de l'os du pied, à l'endroit de ſon articulation avec celui de la couronne. Ce bourrelet s'étend de l'un à l'autre talon, recouvre les cartilages & le tendon extenſeur à ſon attache, & ſe loge dans la demi-goutiere de la muraille dont nous avons parlé. Cette chair a peu de vaiſſeaux ſanguins, mais beaucoup de houpes nerveuſes qui la rendent très-ſenſible.

2°. La chair cannelée eſt une chair très-rouge, compoſée de lames parallèles, miſes à côté les unes des autres, & s'enchaſſant dans les lames de corne, que nous avons remarquées dans la face interne de la muraille. Cette chair recouvre toute la face antérieure de l'os du pied, & lui fert de périofte. C'eft elle qui donne fa forme à la muraille. Il eft bien effentiel de la ménager dans l'opération du javart encorné, fans quoi il en réfulte des quartiers défectueux.

3°. La fole charnue eft une chair rouge, grenue, vergetée, qui recouvre toute la furface concave de l'os du pied, & lui fert de périofte : elle recouvre auffi la fourchette charnue ; elle eft cannelée à l'endroit des talons, de forte qu'elle femble être une continuation de la chair cannelée. Cette fole fe régénere, lorfqu'elle a été détruite jufqu'à l'os, par de petits boutons qui s'élévent des pores de la face concave de l'os du pied, & qui, par leur affemblage, forment une nouvelle fole charnue.

4°. La fourchette charnue eft un corps blanchâtre, élaftique, infenfible, placé uniquement fous le tendon fléchiffeur, pour lui fervir d'appui intermédiaire fur la fourchette de corne, & le défendre d'une trop grande preffion fur une fubftance trop dure.

5°. L'os du pied : Il a la forme d'un talon de femme renverfé : c'eft lui qui donne fon inclinaifon, & fa convexité ou fa concavité (felon les efpéces de pied) à la muraille, puifque dans l'inftant de la naiffance du poulain, il a déjà prefque toute la confiftance dont il eft fufceptible, tandis que la muraille eft encore une pâte molle.

C'eft ce qui prouve que les chevaux qui ont des pieds plats, naiffent toujours avec ce défaut, provenant de la conformation de l'os du pied qui a donné fa figure à la muraille.

5°. On diftingue à l'os du pied trois faces & trois éminences. La face antérieure, pour l'ordinaire convexe ; la face inférieure, pour l'ordinaire concave, & la face articulaire qui l'unit à l'os coronaire. Dans la partie moyenne de la face inférieure, fe remarque une ligne faillante en forme de croiffant, où vient s'attacher le tendon fléchiffeur du pied. Au-deffus de cette ligne fe trouvent deux trous pour le paffage des artères & nerfs qui pénétrent cet os.

Les trois éminences font : 1°. Une antérieure placée fupérieurement pour l'attache du tendon extenfeur ; & deux latérales percées de deux trous, par lefquels

lefquels pàffent les veines qui rapportent le fang du pied. Ces apophyfes latérales fervent à donner une attache
aux cartilages.

6°. L'os de la couronne a une figure
à-peu-près cubique, & on y diftingue
fix faces; une antérieure, une poflé-
rieure, deux latérales & deux articulaires. Les quatre premieres préfentent
des inégalités pour l'attache des tendons & ligamens du pied & de la couronne.

7°. L'os de la noix a la forme d'une
navette de tifferant. Il eft fitué inférieurement à l'os de la couronne, &
poftérieurement à l'os du pied : il a
quatre faces; l'une antérieure s'articule
avec l'os de la couronne ; l'autre poflé-
rieure, revêtue d'un cartilage, forme
une efpéce de poulie fur laquelle gliffe
le tendon fléchiffeur. Les deux autres
font fupérieures & inférieures, & fervent à donner attache à deux ligamens
qui affermiffent cet os, en l'uniffant
d'un côté à l'os du pied, de l'autre au
tendon fléchiffeur.

L'os du pied & de la couronne font
unis par deux ligamens latéraux & un

T

capfulaire, qu'il eft bien effentiel de connoître & d'éviter dans l'opération du javart encorné.

8ᵛ. Les cartilages du pied font fitués de chaque côté, fur fes parties latérales, en forme d'éventail, partie dans le fabot & partie en dehors ; ils ne font féparés de la peau que par le tiffu cellulaire, & font compofés de deux parties : l'antérieure eft d'une feule piéce, & de la nature des cartilages qui n'admettent aucune exfoliation. Lorfque cette partie a été attaquée, ulcérée par une caufe quelconque, il eft inutile de chercher à cicatrifer, il n'y a que l'opération, que l'entiere extirpation qui puiffe faire obtenir une guérifon : tous les autres remédes indiqués en cent volumes, ne font que de vieilles recettes inefficaces & même dangereufes, puifqu'elles peuvent rendre le mal incurable. C'eft ce qu'on appelle le javart encorné.

La partie poftérieure de ces cartilages eft compofée de différentes piéces cartilagineufes, unies par des trouffeaux de fibres ligamenteufes. Les bleffures qui viennent à cette partie ne font point aussi graves, parce que la suppuration peut faire détacher quelques-unes de ces piéces cartilagineuses, sans attaquer les autres. Il est donc bien essentiel au Maréchal de connoître cette structure des cartilages, afin d'être à même de juger (d'après la partie qui sera ulcérée) si l'on doit opérer, ou attendre la guérison du tems & de la suppuration.

Le pied de devant est porté en avant par l'action de six muscles; cinq fléchisseurs & un extenseur.

Les cinq fléchisseurs sont : le cubital, le fléchisseur externe, le fléchisseur moyen, le fléchisseur interne & le radial. Le premier prend son attache dans la partie concave du *cubitus* : le second à la partie inférieure & postérieure de l'humérus, un peu sur le côté : le troisieme au-dessous du précédent : le quatrieme au-dessous du troisieme : le cinquieme à la partie moyenne du radius. Les tendons de ces cinq muscles viennent se réunir derrière le genou, au-dessous du ligament annulaire commun; & le tendon résultant des cinq, après avoir rampé derrière le canon, passé dans la poulie que forment au boulet les deux os féfamoïdes, & dans la gaîne que lui offre le tendon fléchiffeur de la couronne, vient fe terminer à la ligne faillante que nous avons remarqué dans la face inférieure du pied.

L'extenfeur du pied l'eft·auffi de la couronne : il s'attache à l'extrêmité inférieure de l'humérus, rampe le long du radius jufqu'à fa partie moyenne ; alors il ceffe d'être charnu, & fournit un tendon qui, après avoir paffé par un ligament particulier du genou, continue fa route jufqu'à la face anté-rieure de l'os coronaire, fur laquelle il s'adhére pour lui fervir d'extenfeur, après quoi il vient fe terminer à l'apo-phyfe antérieur de l'os du pied.

Le pied de derrière n'a que cinq mufcles, dont trois pour l'extenfion & deux pour la flexion.

Les trois extenfeurs font : l'extenfeur antérieur, l'extenfeur latéral & l'exten-feur inférieur. Le premier a fon atta-che à la partie inférieure du fémur ; le fecond à toute l'étendue de l'os péroné ; le troifieme à la partie antérieure & un peu externe des os fcaphoïdes. Les

tendons de ces trois mufcles fe réuniffent fur l'os du canon, & le tendon,
réfultant de leur affemblage, vient fe
terminer (comme à la jambe de
devant) à l'éminence antérieure de
l'os du pied.

Les deux fléchiffeurs font le gros &
le grêle fléchiffeurs : le premier a fon
attache à la partie poftérieure du tibia:
le fecond à la partie fupérieure & externe du tibia ; les tendons de ces deux
mufcles fe réuniffent au-deffous du
jarret, & le nouveau tendon réfultant
des deux autres, va fe terminer à la
partie inférieure de l'os du pied.

La plûpart des maladies du pied,
ayant pour caufes ou pour remédes la
ferrure, il eft néceffaire d'en parler
avant de décrire les maladies.

La Ferrure eft une opération
par laquelle on applique un fer fous le
pied d'un cheval, afin de le lui con-
ferver.

Avant d'examiner qu'elle eft la méthode la plus favorable, & quels font
les inconvéniens que peuvent entraîner
certaines habitudes établies par la né-
gligence ou l'ignorance, & propagées

par le refpect ridicule que la plûpart des Maréchaux confervent pour d'anciennes erreurs, nous allons donner quelques détails fur la divifion, la conftruction, l'application du fer, & fur les clous & leur implantation.

Détails fur le Fer.

Le *fer* fe divife en corps & en branches.

1.e *B.anche*, celle qu'on forge la premiere.

2.e *Branche*, celle qu'on forge la feconde.

Les *Branches* font les côtés du fer.

L'éponge, eft l'extrêmité de la branche.

Le *corps du fer*, eft ce qui unit les branches; fa partie moyenne a retenu le nom de pince.

Etamper, c'eft percer le fer.

Etamper gras, c'eft placer les trous trop près du bord de dedans.

Etamper maigre, c'eft le percer trop près du bord extérieur.

Fer non étampé, celui qui n'eft point percé.

Contre-percer, c'eſt percer d'outre en outre (*a*).

Fer garni, celui qui déborde la muraille.

Fer juſte, celui qui laiſſe déborder la corne.

Fer ajuſté, celui qui a une légere goutiere en pince, & dont les branches ſont plattes.

Fer entollé, celui dont l'ajuſture ſe prolonge ſur les branches & d'une maniere plus profonde.

Vouter un fer, c'eſt le plier en deux en montant à cheval deſſus (*b*).

Monter à cheval ſur un fer, c'eſt poſer une des branches ſur l'enclume, & frapper ſur l'autre afin de le rendre plus juſte.

(*a*) On doit toujours percer d'outre en outre du côté où l'on a étampé : Sans cette précaution la contre-perçure rend la ſortie du trou, preſqu'auſſi large que l'entrée : De ſorte que la lame du clou balotte, n'eſt plus contenue, & met le Maréchal dans le cas d'enclouer le cheval.

(*b*) Cette ajuſture du fer eſt toujours un défaut qui peut avoir les ſuites les plus graves. Les pieds combles, les quartiers rentrés ou renverſés ſont toujours la ſuite de la ferrure, avec des fers voutés, & nous donnerons des preuves de ce que nous avançons.

Fer couvert, celui dont les branches font larges.

Fer étranglé, celui dont les branches font plus étroites.

Fer de devant, celui qui eft étampé en pince, & dont toutes les parties correfpondantes font égales en force.

Fer de derrière, celui qui n'eft point étampé en pince, & dont la branche du dehors, eft plus forte & plus couverte (*a*).

Crampon, repli de l'éponge.

(*a*) On tient la branche du dehors plus forte & plus couverte, parce qu'en général les chevaux l'ufent davantage, attendu qu'ils ne portent point leurs pieds de derrière en ligne droite, mais en formant un demi-cercle, c'eft-à-dire, qu'ils le portent 1.° En dedans & le ramene enfuite un peu en dehors. Ce qui oblige le cheval à ce mouvement de demi-rotation, c'eft que la jambe & la cuiffe ont beaucoup plus de mufcles abducteurs, adducteurs & rotateurs, que de fléchiffeurs & d'extenfeurs. Cette ftructure entraine un frottement fur le pavé, mais plus en dehors qu'en dedans, parce que ce bord fe préfente le premier fur le terrein.

Tout cheval qui ufe également, a une marche non naturelle, & qui annonce un défaut de conformation. Il doit en marchant, rapprocher fon pied du centre de gravité, afin de conferver fon équilibre ; fes mouvemens en font plus affurés ; & il n'eft point obligé de les trop précipiter.

Pinçon, Petit rebord que l'on fait en pince, au fer de derrière.

Détails fur la Ferrure.

Dériver, c'eft abattre les rivets des clous de la muraille. On doit toujours dériver avant de déferrer.

Déferrer, c'eft enlever le fer de deffus le pied par le moyen des tricoifes (*a*).

Repouffer, c'eft chaffer les lames du clou vers la fole.

Abattre le pied, c'eft rogner de la muraille, avec le rogne pied (*b*).

Parer le pied, c'eft couper & enlever des lames de cornes de la fole avec le boutoir.

Appareiller deux fers, c'eft les rendre ou les prendre égaux.

Préfenter fon fer, c'eft le mettre fur le pied du cheval, afin de juger ce qui lui manque pour avoir la tournure.

____

(*a*) Quand on déferre un pied foible, ou boiteux, il ne faut pofer les tenailles, que fur le quartier de dehors, parce que le quartier de dedans eft le plus foible.

(*b*) Il eft bien néceffaire de ne pas confondre ces deux opérations, abattre & parer : L'une s'entend toujours de la muraille, & l'autre de la fole.

Prendre la tournure du pied, c'eſt faire le fer comme le pied, lui donner la même forme.

Faire porter ſon fer, c'eſt l'incruſter dans le pied, de façon qu'il ne ſe trouve point de vuide entre ſon pourtour & la muraille.

Affiler ſon clou, c'eſt le roidir & l'é-pointer.

Attacher, c'eſt poſer les clous.

Brocher, c'eſt implanter des clous avec le marteau nommé brochoir.

Brocher haut, c'eſt lorſque la ſortie du clou vers la muraille, eſt trop près de la couronne.

Brocher bas, c'eſt le contraire, c'eſt ne pas prendre aſſez de corne.

Brocher en muſique, c'eſt brocher haut & bas, inégalement.

Puiſer, on puiſe, lorſque le fer étant étampé trop maigre, l'on cherche à regagner un peu de corne, en pré-ſentant obliquement le clou. C'eſt une mauvaiſe habitude qui expoſe le cheval à être piqué.

Couder, c'eſt lorſque la lame du clou plie dans le pied.

Souche, (une) vieille lame de clou qui eſt reſté dans le pied.

Caboche, (une) c'eſt la tête d'un vieux clou.

Paille, (une) c'eſt une portion de clou qui ſe ſépare de la lame.

Piquure & *retraite*, c'eſt un clou qui entre dans le vif, & que l'on retire ſur le champ.

Enclouer, c'eſt piquer le cheval, & laiſſer le clou dans le pied.

Rogner les rivets, c'eſt couper avec les tricoiſes ou tenailles, les lames de clous qui dépaſſent la muraille.

River, c'eſt plier par le moyen du brochoir, les extrêmités des lames qui ont été rognées.

Abattre le pinçon, c'eſt le plier à coups de brochoirs ſur la muraille (*a*).

Opération particuliere du pied.

Parer juſqu'à la roſée, c'eſt amincir la ſole juſqu'à ce que l'on en voye ſortir des eſpéces de larmes (*b*).

(*a*) Il faut éviter de frapper à grands coups, cela peut oceaſionner des étonnemens de ſabots, & des fourmillieres.

(*b*) Ces larmes ne ſont qu'une expanſion du ſuc lym-

Parer également, c'eſt amincir la ſole également par-tout.

Parer à plat, c'eſt parer de toute l'étendue du boutoir.

Enlever des lames ou *allégir*, c'eſt parer légérement.

Parer de la corniere ou *faire agir la corniere*, c'eſt ne creuſer que du coin du boutoir & dans un ſeul endroit ; cela n'arrive que vers la muraille.

Faire ouverture, c'eſt décorner dans un endroit marqué.

Saigner de la pince, c'eſt couper la ſole en pince & aller juſqu'au vif.

Reneter la muraille, c'eſt faire une ouverture avec la renette, à la jonction de la ſole & de la muraille.

Sonder avec les tricoiſes, c'eſt pincer la ſole, pour voir ſi le cheval marque plus de ſenſibilité dans une partie que dans l'autre.

Sonder avec le brochoir, c'eſt frapper ſur la tête de chaque clou, pour voir ſi le cheval n'a pas été encloué.

---

phatique, produite par la deſtruction des extrêmités capillaires des vaiſſeaux de ce nom qui vont nourrir la ſole.

Ferrure pour un bon pied.

Dans les bons pieds, il n'y a qu'une ferrure à mettre en ufage, il faut ferrer court, & ne jamais parer le pied (*a*).

(*a*) La fole & la fourchette fe dépouillant elles-mêmes de leurs accroiffemens fuperflus , il faut laiffer agir la nature : D'ailleurs fi le cheval a le pied paré , & qu'il vienne à fe déferrer, il ne fauroit marcher, fans rifquer de fe délabrer le pied, & de fouler la fole charnue , parce que la muraille fe trouvant fans foutien , s'éclate & ne garantit plus la fole. En fecond lieu, un cheval qui a le pied paré , eft plus acceffible aux clous de rues & à tous les accidents provenants d'une forte compreffion en cette partie. Si une fole trop parée, eft expofée à un air fec., elle fe gerfe comme la glaife , fe rétrécit & caufe une compreffion fur la fole charnue , qui fait boiter le cheval.

L'habitude de parer le pied, & fur-tout les talons , peut encore avoir plufieurs autres fuites fâcheufes : Les quartiers fe refferrent , quelquefois la totalité du fabot ; ce qui gêne toutes les parties intérieures & eftropie le cheval. Il arrive encore que les Maréchaux mal adroits, dans la vue de mieux parer, pouffent le boutoir jufqu'au fang , & que pour arrêter l'hémorragie , ils y mettent le feu. Cet expédient eft fûr , mais il rend le cheval boiteux. Enfin il arrive auffi que, pour s'éviter la peine, & rendre la corne plus facile à parer , l'on brule la fole avec des fers rouges : Cette manœuvre pernicieufe peut avoir les fuites les plus graves.

On ne fauroit trop recommander auffi aux Maréchaux , d'apporter beaucoup de prudence lorfqu'ils

Le fer ne doit aller qu'au commencement des talons : il doit être peu couvert, peu épais, avec une ajusture très-douce, en pince seulement ; les branches doivent rester plates. Son étampure doit être également semée, c'est-à-dire, que les clous doivent être à égales distances, & les éponges très-minces, afin que les talons & la fourchette puissent porter à terre.

Les clous doivent être coniques à leur tête (*a*), & d'une grosseur correspondante à l'étampure.

---

font porter un fer chaud pour l'essayer : Lors même que ce fer ne seroit pas rouge , il seroit toujours nuisible ; & pour peu qu'on le laisse long-tems appliqué, son épaisseur lui conserve assez de chaleur , pour dessécher le sabot, la chair cannelée &c.

Si nous venons de recommander de ne point toucher ni à la sole , ni à la fourchette, il n'en est pas de même de la muraille, & sur-tout de celle des talons ; il faut en abattre chaque fois , lorsque l'on ferre à des distances éloignées, parce que son accroissement superflu ne pouvant tomber de lui-même, que lorsqu'il est extrême , il gêneroit la marche du cheval, avant que la nature eut agi.

(*a*) Cette figure des clous est la plus favorable, car lorsqu'ils ont été bien brochés & qu'ils sont usés au niveau de l'étampure, ils paroissent ne faire qu'un seul & même corps avec le fer ; & des fers ainsi attachés s'useront minces comme des lames de couteau , & tiendront aussi bien que s'ils étoient neufs.

Les fers de chevaux de felle doivent être juftes : il eft cependant néceffaire de les faire un peu garnir de la branche de dehors du pied de derrière.

M. *de Lafoffe*, à qui l'on doit les avantages qui font une fuite de la ferrure courte, a eu à vaincre tous les obftacles que le préjugé oppofe aux inventions nouvelles. Quoique les bons effets de fa méthode fuffent prouvés, & de la maniere la plus claire du côté de la théorie, & de la maniere la plus fatiffaifante du côté de l'expérience, les anciens préjugés ont prévalu longtems : cependant il paroît qu'on commence à fentir que des fers longs & à fortes éponges, font fujets à ne point tenir fermement, à faire péter les rivets; qu'ils mettent les chevaux dans le cas de fe déferrer, pour peu qu'ils ayent de penchant à forger ; que d'ailleurs leur poids fatigue inutilement le cheval, & rend fa marche plus lourde; que la force des éponges, en éloignant la fourchette de terre, empêche le cheval d'y marcher; & qu'outre l'inconvénient des extenfions de tendons, il s'en préfente un autre, c'eft que fi la fourchette eft na-

turellement humide, le séjour de la matiere cause des fics ou des crapauds; au-
lieu que si le cheval marchoit dessus,
comme dans la ferrure courte, l'humeur
seroit broyée, se diviseroit & se diffi-
peroit.

On conçoit que lorsque les talons
sont bas, les fers longs & forts d'éponges, les écrasent, les froissent & font
boiter le cheval, parcequ'il y rencontre toujours le même appui; que
c'est envain que les Maréchaux pensent
remédier à cet inconvénient, en tâ-
chant d'éloigner l'éponge du talon. Ce
moyen abusif n'en impose plus, on sait
que le sabot étant flexible, dès que le
pied est à terre, le talon doit aller chercher l'éponge.

On sent aussi que les fers longs ex-
posent davantage les chevaux à glisser,
parce qu'ils font l'office de patins. Et
qu'ils blessent au coude ceux qui se cou-
chent en vache.

Pour remédier au premier inconvénient, l'on a imaginé les crampons;
mais les crampons fatiguent beaucoup
le cheval, & n'ont d'effet que sur la terre
glaise ou la glace, car ils glissent sur le

pavé

pavé fur lequel ils ne peuvent mordre, & en fuppofant même qu'ils fuffent de quelqu'utilité fur le pavé, ils font ufés beaucoup plutôt que le fer, & le pied refte les trois quarts du tems, fans crampons.

D'ailleurs les crampons du dedans font fujets à eftropier le cheval : en croifant fes pieds fur la couronne, il peut fe donner des atteintes encornées.

Si l'on ne met qu'un crampon en dehors, le pied du cheval n'a plus d'àplomd, & l'articulation fe trouve gênée de côté.

Il eft une infinité d'erreurs de maréchallerie, fur l'article de la ferrure, & nous aurons foin de les relever. Nous allons en rapporter deux feulement, 1°. Celles des fers à pantoufle, employés pour remédier aux talons encaftellés. Ces fers font forgés & difpofés de façon que les bords du dedans (ou qui regardent la fourchette) font extrêmement épais, tandis que ceux du dehors, font très-minces. On les ajufte de maniere que, lorfque le cheval appuie deffus, l'épaiffeur de l'éponge rencontre & preffe les talons & les arcs-bou-

tans. Le but des maréchaux eſt de for-
cer par la preſſion ces talons à s'écarter ;
mais il arrive tout le contraire, car ces
arcs-boutans & ces talons, ſe trouvant
continuellement ſerrés, comprimés,
ne peuvent croître & profiter, & finiſſent par ſe reſſerrer davantage.

La ſeconde erreur porte ſur l'habitude où l'on eſt de mettre aux chevaux
qui ſe coupent, des fers très-forts en
branches, ou avec un gros crampon.
Le but eſt de rejetter le ſabot au dehors. Il eſt vrai que, lorſque le cheval a
le pied à terre, leur objet paroît rempli, mais dès qu'il le léve pour marcher, le pied reprend alors la poſition
qui lui eſt naturelle, & l'épaiſſeur du
fer, ou le crampon, ne ſervent qu'à l'attraper plus gravement & plus ſouvent.

Si l'on eut réfléchi à ce procédé,
n'eut-on point vû que, bien loin d'augmenter la force de la branche du fer, il
falloit au contraire diminuer le plus poſſible cette branche, puiſqu'elle étoit une
des cauſes du mal ; & n'étoit-il pas plus
ſimple de ferrer très-juſte du dedans,
& avec des branches très-minces, les
chevaux dans le cas de ſe couper.

En général, comme nous le prouverons d'une maniere plus détaillée, la ferrure courte pare à tous les inconvé-
nients de la ferrure ordinaire; & l'on
doit en faire ufage dans tous les cas,
excepté lorfque les quartiers font trop
foibles ou trop mauvais, pour qu'on puiffe y brocher folidement, alors il devient
néceffaire de prolonger l'éponge jufques fur la pointe des talons, ayant toujours l'attention de la tenir fort mince,
& d'étamper très-maigre, fi la muraille
eft mince, on aura auffi celle de n'employer que de petits clous, afin de
ménager la corne.

Lorfque l'on a des pieds combles, ou
ayant des oignons, à ferrer, l'on doit
alors donner plus de couverture au fer,
& l'entoller, afin qu'il puiffe garantir
l'oignon, fans porter deffus.

Comme il eft des chevaux difficiles
à ferrer, il feroit néceffaire de parler des
moyens qu'on emploie pour en venir à
bout: mais comme ces moyens font connus, nous nous bornerons à dire qu'ils
doivent être accompagnés de la plus
grande douceur, & de beaucoup de prudence. Il faut étudier le caractere des

chevaux, connoître leur malice, & tirer
parti de leurs rufes ; car dans tout ceci,
il faut plus de hardieffe & d'adreffe,
que de force. Si l'on eft obligé de mettre le cheval au travail, il faut toujours
avoir le plus grand foin d'examiner s'il
n'a point de longe dans la bouche, ni
fur le nez, de peur que, dans fes efforts, il ne fe coupe la langue, ou ne fe
bouche la refpiration. Il faut toujours
éviter de le corriger à coup de brochoir, fur-tout de ne point le frapper
dans des parties offeufes ou tendineufes.
Les coups de brochoir fur les os du nez
peuvent occafionner la morve : les
trop grands coups fur le pied, produifent des étonnements de fabot.

Lorfque le cheval compte, c'eft-à-
dire, lorfqu'il retire fon pied à chaque
coup qu'on lui donne, on doit commencer par frapper doucement, enfuite
un peu plus fort, & ainfi en augmentant, jufqu'à ce que le clou foit rivé.

Tares & maladies du Pied.

Du pied plat, du pied foible ou gras, des quartiers foibles, ferrés & renverſés, des talons bas & des talons foulés.

Le pied plat eſt un défaut naturel, toujours la ſuite de la conformation antérieure de l'os du pied : lorſque le poulain naît, cet os a acquis à-peu-près ſon dernier degré de dureté, le ſabot au-contraire n'eſt à l'inſtant de la naiſſance qu'une pâte molle ſuſceptible de prendre toute ſorte de forme, & qui ſe prête toujours à celle que l'os du pied peut lui donner. Ce défaut eſt héréditaire par cette raiſon même qu'il provient de la conformation de l'os du pied, car l'on a remarqué que les vices de conformation dans les oš, ſe propagoient dans la génération. Le ſigne extérieur qui le fait reconnoître, c'eſt qu'il eſt toujours large, & que l'inclinaiſon de ſa muraille s'approche infiniment de la ligne horiſontale : d'ailleurs cette muraille au-lieu d'être convexe eſt quelquefois concave.

Le pied plat peut auſſi être la ſuite

d'une fourbure ou d'un effort de l'os coronnaire; mais alors les fymptômes en font bien différents; ils offrent un vuide, un creux autour de la couronne, qui annonce le relâchement de l'os du pied avec l'os coronnaire; & en frappant fur la muraille on s'apperçoit qu'elle eft féparée de la chair cannelée, d'ailleurs la muraille fe trouve très-épaiffe dans fon bord inférieur, ce qui n'arrive pas dans le pied plat naturel. Le pied plat eft incurable.

Le pied foible ou gras eft celui dont la muraille eft naturellement mince : un beau pied peut y être fujet comme un pied plat. Ce défaut n'a aucun figne extérieur; il faut abfolument faire déferrer le cheval pour s'en appercevoir. Il expofe le cheval à être encloué & à devenir boiteux, lorfqu'on l'étonne par de trop grands coups de brochoir.

Les quartiers foibles font ceux dont la muraille eft plus mince : ils font fujets, lorfqu'on pare le pied & fur-tout les arcs-boutans, lorfqu'on lui applique des fers voutés ou trop en-tollés, à fe refferrer & fe renverfer, parce que ces fers font l'office de pincettes & écrafent les quartiers qui, fe trouvant fans appui, parce qu'on a paré le pied, fe refferrent & fe renverfent. On y remédiera en tenant le pied humecté avec des graiffes & par une ferrure peu couverte & fans ajufture fur les branches.

Si le quartier ferré eft naturel, il n'y a point de reméde.

Les talons bas font de conftruction naturelle & quelquefois la fuite d'une ferrure à fortes éponges : cette derniere caufe eft toujours celle des talons foulés. On y remédiera (ainfi qu'aux accidents ci-deffus) par une ferrure analogue, & voici ce qu'il faut obferver : Il eft rare que dans un pied, les quartiers & les talons fe trouvent également mauvais ; fi les quartiers font la partie la plus foible, il faudra contenir la branche du fer jufqu'à la pointe des talons, faire porter l'éponge (qui doit être très-mince) dans l'endroit qui offrira le plus d'appui, & laiffer fans étampure la partie du fer qui fe trouvera correfpondre à une partie trop foible pour qu'on puiffe y brocher : on doit fentir que l'étampure doit être maigre en raifon du peu d'épaiffeur de la muraille, & que cette

V iv

même raison doit engager à ne se servir que d'un fer étranglé & très-léger, attendu qu'il devient essentiel de ne pas fatiguer les rivets.

Si les quartiers sont susceptibles de porter le fer, alors tout n'en ira que mieux, parce qu'on raccourcira les branches comme dans la ferrure courte. Il sera dorénavant inutile de répéter que la fourchette doit toujours porter à terre & qu'on ne doit jamais parer le pied ; cette régle n'admet aucune exception.

Des pieds combles & oignons.

Le pied comble est celui dont la sole est devenue convexe par la présence d'un ou plusieurs oignons. C'est toujours la faute de la ferrure.

L'oignon est une grosseur qui survient à la sole, plus souvent en dedans qu'en dehors, & très-rarement au pied de derrière. Cette élévation de la sole est une suite de celle de l'os du pied, dont la partie concave est devenue convexe par l'application de fers voutés, qui, ayant comprimés la muraille sur les bords extérieurs de cet os, l'ont forcé de s'étendre & de bomber dans la partie qui lui offroit le moins de réfiſtance.

Cette maladie eſt incurable, & fait quelquefois boiter le cheval, ſur-tout lorſque la branche du fer porte deſſus : on peut cependant parer à la claudication, en mettant au cheval des fers couverts & plus ou moins entollés, ſelon la force & le nombre des oignons.

Du pied deſſéché & reſſerré, & du pied altéré.

Lorſque, ſous le prétexte d'enjoliver le pied, l'on pare la ſole avec excès, l'on abbat beaucoup de muraille & l'on rape ce qui en reſte, alors le ſabot, expoſé dans toutes ſes parties au contact de l'air, pert une partie de ſes ſucs, ſe deſſéche & ſe reſſerre dans ſa totalité. Cet accident comprime toutes les parties molles qu'il contient, fait boiter le cheval, & peut quelquefois l'eſtropier : il entraîne auſſi un délabrement dans la muraille, qui ſe fend d'abord dans l'endroit des rivets, enſuite dans toute ſa longueur.

Le pied altéré eſt celui qui n'éprouve ce deſſéchement que dans la ſole de corne , laquelle fe trouve par-là comprimer la fole charnue.

L'ufage dés graiffes, des onguents de pieds peut guérir ces deux maladies.

De l'Encaftellure.

L'encaftellure eft un refferrement dans tout le contour fupérieur de la muraille. On la confond fouvent avec les talons & quartiers ferrés ; elle peut être naturelle , & n'admet aucun reméde : cette conformation fe rencontre furtout dans les chevaux des pays chauds. Celle qui vient accidentellement , peut être la fuite du rapement de la muraille proche de la couronne , ou d'un effort de l'os coronnaire fur l'os du pied , ou d'une fourbure. Des rayes de feu appliquées trop profondément fur la couronne , des deffolures trop fréquentes peuvent auffi l'occafionner.

Le defféchement étant la principale caufe de l'encaftellure accidentelle, on doit y remédier en tenant toujours le pied humecté, foit avec des graiffes, foit avec de l'eau par le moyen de la glaife (*a*).

____

(*a*) L'on doit obferver que la glaife n'eft employée

De la Seime ou Soie.

La feime eft une fente, une féparation, une folution de continuité qui peut arriver dans toutes les parties de la muraille indiftinctement, mais toujours dans un fens vertical.

Celle qui attaque le quartier, eft nommée *feime quarte*, celle qui furvient en pince, *feime en pied de bœuf*.

La premiere a plus ordinairement lieu au pied de devant; la feconde au pied de derrière.

L'une & l'autre font plus ou moins profondes & commencent toujours à la couronne, c'eft ce qui les diftinguent de ces petites fentes répandues çà & là fur toute la fuperficie de la muraille lorfqu'elle a été defféchée.

Dans les pieds foibles la feime quarte eft fouvent recouverte par une portion de muraille (femblable à celle d'une

---

que comme un moyen de retenir de l'eau, car cette terre produiroit un effet tout contraire à celui qu'on attend, fi on la laiffoit defsécher fur le pied : il faut qu'elle foit toujours mouillée, & la changer dès qu'elle commence à perdre fon humidité.

écaille) qu'on eft obligé d'abattre lorfqu'on veut la fonder.

La féchereffe de la peau de la couronne, l'aridité de la muraille, font les
caufes qui produifent les feimes, ainfi
l'on doit fentir combien il eft ridicule
de les traiter avec des raies de feu :
cette méthode, qui n'eft ou qui du-
moins ne doit plus être fuivie depuis
que M. *de Lafoffe* a donné la fienne,
prouve combien avant lui l'on étoit peu
conféquent dans les procédés vétérinaires.

Si la feime eft commençante, il faut
feulement élaguer, rafraîchir les bords
de fa partie fupérieure, aller jufqu'au
vif, afin de faire du fang à l'endroit de
la couronne, y appliquer des plumaceaux imbibés d'effence de térébenthine, & continuer même après la réunion, de tenir le fabot humecté par le
moyen des onguents de pied.

Si la chair cannelée furmonte & fe
trouve pincée entre les deux bords de
la muraille, il faut les amincir avec le
boutoir, les élaguer depuis la couronne
jufqu'à la fin de la feime, couper la
chair fi elle furmonte beaucoup, & pan-

fer avec une tente imbibée d'essence de térébenthine bien proportionnée aux dimensions de l'ouverture, afin qu'elle puisse contenir la chair cannelée & celle de la couronne; appliquer par-dessus cette tente un plumaceau plus grand, chargé de térébenthine, & par-dessus celui-ci un autre encore plus grand, chargé d'onguent de pied, afin de rendre son onctueux à la muraille : on contiendra ensuite l'appareil avec une ou deux ligatures assez larges & assez serrées, pour empêcher la chair cannelée de surmonter de nouveau.

On ne levera ce 1.er appareil, qu'après cinq, six & même huit jours, selon qu'il se sera plus ou moins dérangé. Après cela, on pansera de trois jours en trois jours, & si la plaie fournit beaucoup de matiere, on employera au-lieu d'essence, le digestif.

Si au bout de quinze à vingt jours, le pus continuoit à être abondant & de mauvaise qualité, il faudroit augmenter l'ouverture, pour s'assurer si l'os n'est point carié, si cela étoit, on rugineroit l'os pour enlever la carie &

on panseroit ensuite avec un digestif animé.

Si la seime est quarte & que le bour-soufflement de la couronne, l'abondance de la suppuration, fassent présumer que le cartilage est attaqué, on s'en assurera par le moyen de la sonde. La seime exige alors le même traitement que le javart encorné dont nous parlerons tout à l'heure.

De l'Étonnement de sabot, de la Four-milliere & de l'Avalure.

L'étonnement de sabot, est un ébran-lement dans le pied du cheval, occa-sionné par un coup qu'il s'est donné lui-même contre quelque corps durs, ou qu'on lui aura donné en brochant ou en abattant le pinçon avec de trop grands coups.

Les pieds dont la muraille est mince y sont le plus sujets, & l'on ne doit frapper qu'avec précaution sur ces sor-tes de pieds.

On reconnoît l'étonnement de sabot en frappant sur la muraille, parce que le cheval marque de la sensibilité lorsfqu'on rencontre la partie qui a été étonnée.

Il faut bien parer le pied , faigner en pince fi l'inflammation eft confi- dérable , & mettre une emmiellure fur toute la totalité du pied.

Lorfque la muraille fe fépare de la chair cannelée, cette maladie fe nomme fourmilliere : Elle peut être la fuite d'un étonnement de fabot, d'une four- bure, d'un effort, ou d'une altération du fabot lorfqu'il a été defféché par la trop longue application d'un fer trop chaud.

On reconnoît cette féparation, en frappant fur la muraille qui, dans ce cas, fonne creux , & fi l'on déferre & pare le pied, à un vuide qui fe trouve entre la muraille & la fole de la pince. Cette maladie eft affez longue à guérir, mais de peu de conféquence, à moins que l'attache du tendon extenfeur ne foit détruite ou l'os carié.

Il faut former une feime artificielle dans l'endroit affecté , en ouvrant d'a- bord la muraille par le moyen de la rape, fe fervir enfuite du biftouri lorfqu'on approche de la chair , aller jufqu'au vif

& traiter la plaie comme dans la feime, avec de l'effence de térébenthine & des émollients fur le refte du pied.

L'avalure eft la féparation de la corne, d'avec la peau de la couronne : Cette féparation peut être totale & fa caufe la plus ordinaire, eft une matiere quelconque qui aura fouflé au poil (*a*); elle ne fait boiter le cheval que lorfqu'elle eft récente : Le cheval n'en boite jamais lorfqu'elle eft defcendue. Comme cette maladie eft une efpéce de feime tranfverfale, il faut y appliquer une tente imbibée d'effence de térébenthine, & par-deffus un plumaceau chargé de térébenthine, couvrir enfuite d'onguent de pieds la couronne & le fabot.

De la forme.

La forme eft une tumeur plus ou moins confidérable, qui fe rencontre à l'un ou à l'autre côté de la couronne, quelquefois à tous les deux, mais principalement au pied de devant.

____

(*a*) On dit qu'une matiere a foufflé au poil , lorfque le fiége du mal fe trouvant dans quelque partie de la fole ou de la muraille, le pus reflue vers la couronne & fort par cet endroit à l'infertion du poil.

La

La forme peut être naturelle, & c'eſt alors une oſſification plus ou moins totale des cartilages du pied : Ce dé- faut de conſtruction eſt ſans reméde, & ſe remarque plus ſouvent dans les piéds plats & talons bas.

La forme accidentelle peut être la ſuite d'un coup ou d'un effort de l'os coronnaire ſur l'os du pied. Elle com- mence toujours par être inflammatoire & ſe termine par induration : On doit donc dans ſon principe employer les émollients, enſuite les réſolutifs, & lorſque ces moyens demeureront ſans effet y mettre le feu.

Comme un effort à l'os coronnaire n'arrive jamais ſans un tiraillement de tendon & une compreſſion de la ſole charnue, on reconnoîtra que la forme en eſt une ſuite, à la ſenſibilité du cheval lorſqu'on parera le pied ou qu'on ſondera avec les tricoiſes : Il faut alors faire une ſaignée en pince, & même deſſoler afin de dégager la ſole char- nue, & prévenir l'inflammation que ſa compreſſion pourroit attirer.

Ordinairement la forme eſt une

X

maladie longue, fur-tout lorfqu'on eſt obligé d'y mettre le feu.

De l'atteinte.

L'atteinte eſt en général une meur-triſſure, ou une playe à l'une des jambes, occaſionnée par un coup.

Elle eſt ſimple, s'il n'y a que la peau de léſée; & de l'étoupe ou de la vieille corde hachée, ou la calcination d'os pulvériſée, ſuffiſent pour la guérir.

Elle eſt compliquée, s'il y a quelques parties tendineuſes ou ligamenteuſes à découvert, & dans ce cas on pourra ſe ſervir de l'eſſence de térébenthine.

Elle eſt nommée encornée lorfqu'elle eſt ſituée ſur la couronne; il faut alors promptement deſſécher la plaie en y brûlant de la poudre à canon. Si elle étoit profonde & placée ſur le côté, elle pourroit dégénérer en javart & l'on ſe conduiroit comme dans cette maladie.

Du faux quartier.

Le faux quartier ou quartier défectueux eſt la ſuite d'une opération faite à la chair de la couronne, dans laquelle

on a touché, attaqué la chair cannelée :
Il offre une corne filamenteuſe, molle,
inégale, dans laquelle on ne ſauroit
brocher ſolidement un clou.

Il n'y a point d'autres remédes que
de laiſſer ſans étampure la portion du
fer qui doit porter deſſus.

Du pied beau ou rampin.

Cette maladie annonce pour l'ordinaire un cheval uſé, & preſque toujours elle eſt la ſuite d'une mauvaiſe
ferrure, le cheval marche pour ainſi
dire ſur la pince, on peut, en ferrant
court, pallier ce défaut, mais il eſt rare
de le réformer entiérement.

De la piqûure ou retraite, & du pied ſerré ou du clou qui ſerre la veine.

Lorſqu'en brochant un clou, ce clou
va juſqu'au vif, que l'on s'en apperçoit
par le mouvement que fait le cheval &
qu'on le retire ſur le champ, cet accident nommé piqûure ou retraite, n'a
pour l'ordinaire aucune ſuite ; l'on ſe
contente de ne point remettre de clou
en cet endroit. Cependant ſi le cheval

venoit à boiter & qu'il fe forma de la matiere, on fe comporteroit comme nous l'indiquerons à l'article enclouûre.

On eft fujet à piquer le cheval 1°. Lorfque le fer eft étampé trop gras. 2°. Lorfqu'il eft étampé trop maigre & que l'on eft obligé de puifer. 3°. Lorfque la pointe du clou n'a pas affez de force pour percer la corne en dehors, elle perce en dedans & pique la chair cannelée. 4°. Lorfqu'on abandonne le clou, & qu'on ne le conduit pas jufqu'à ce que l'on fente par la réfiftance, que la muraille externe préfente, qu'on eft prêt à fortir. 5°. Lorfque le clou eft pailleux, & qu'il s'en échappe une lame qui entre dans la chair cannelée. 6°. Lorfqu'en brochant on rencontre une fouche qui renvoit en dedans la pointe du clou. 7°. Lorfqu'on met des clous dans de vieux trous & qu'on ne les conduit pas. 8°. Lorfqu'en brochant un clou, la pointe fe rompt dans la muraille, pour lors le refte du clou, n'ayant point de pointe, ne peut percer la muraille & entre dans la chair cannelée, enfin lorfque le clou coude en dedans fans qu'on s'en appercoive, fon coude preſſe la chair cannelée. Lorſque le clou, après avoir piqué, aura caſſé en dedans, il ne faut jamais en laiſſer la moindre partie, lorſque les tenailles en bec à corbin n'auront pû fournir les moyens de l'arracher , il faudra avec le roͬgne-pied couper de la muraille en cet endroit juſqu'à ce qu'on ſoit parvenu à l'enlever entierement.

Le pied ſerré ou la veine ſerrée a les mêmes cauſes que la piqûure & les mêmes remédes ; toute la différence qu'il y a, c'eſt que la chair cannelée, au-lieu d'avoir été piquée, n'a été que comprimée.

De l'Enclouûre.

Enclouer un cheval c'eſt planter un clou dans la chair & l'y laiſſer.

L'enclouûre a les mêmes cauſes que la piqûure, on la reconnoît : lorſqu'après avoir deferré & paré le pied, l'on voit que le clou eſt dans la chair, ou bien en ſondant avec les tricoiſes, à la ſenſibilité du cheval lorſqu'on rencontre l'endroit de l'enclouûre.

Si l'on s'en apperçoit, ou ſi l'on ſoupçonne l'enclouûre avant que le pus ait eû le tems de se former, il faut retirer le clou, & lors même que le sang sortiroit par la sole & la muraille, le mal se guériroit de lui même.

S'il s'est formé du pus, après avoir déferré, on fera une ouverture entre la sole & la muraille, qui aille jusqu'au foyer du mal, on pansera avec des tentes chargées d'essence de térébenthine & on appliquera une rémoulade sur le pied.

Si, malgré l'ouverture, la matiere fusoit entre la chair cannelée & la muraille jusqu'à la couronne, il faudroit bien se garder d'y mettre obstacle, il faudroit au-contraire favoriser la sortie du pus, par des suppuratifs & des émollients ; la matiere ayant deux issues, s'écoule avec plus de facilité, & 15 ou 20 jours guérissent parfaitement le cheval.

Si le clou a piqué l'os du pied, ce qui est aisé à appercevoir parce que la plaie fournit beaucoup de matiere, & que d'ailleurs en fondant, l'os se montre a découvert, il faut (si le ravage s'étend sur la sole) dessoler le cheval afin de donner ouverture à l'esquille qui doit s'exfolier.

Si la matiere fusoit jusqu'aux cartilages & les gâtoit, il faudroit fe comporter comme dans le javart. On doit apporter la plus grande attention à retirer jufqu'à la moindre parcelle du clou qui a caufé l'enclouûre.

De la Bleime.

La bleime s'annonce toujours par une rougeur fituée entre la muraille des talons & les arcs-boutans : cette rougeur eft la fuite d'une compreffion, ou d'un deffféchement, qui, en refferrant fortement l'extrêmité des vaiffeaux, aura produit une extravafion.

Les caufes de la compreffion font une ferrure à fortes éponges, ou un caillou qui fe fera logé entre la corne & l'éponge, ou la trop belle conformation des arcs - boutans dont l'excroiffance (quelquefois extraordinaire) aura foulé la fole charnue des talons. On y remédiera en ferrant court & en parant la trop grande excroiffance des arcs-boutans des talons.

La compreffion peut encore avoir lieu, lorfque la muraille fe trouvant naturellement foible ne rencontre pas un appui fuffifant dans les arcs-boutans :

elle se renverse alors en écaille d'huître & forme un rebord qui pince la sole charnue. Il faut avec le boutoir abattre ce rebord , & faciliter l'excroissance des arcs-boutans en ne les parant jamais , en les tenant humectés & en ferrant court.

Lorsque la sécheresse est la cause de la bleime, c'est ordinairement pour avoir paré trop avant la sole des talons : il s'agit de rendre son onctueux à cette partie , & on y réussira par l'application des émollients , des onguents de pied.

Si la rougeur n'avoit point d'autres suites , ce que nous avons dit suffiroit pour la guérir : mais il arrive souvent qu'elle se termine par un dépôt de pus noirâtre , qui pourrit la sole charnue des talons & qui se fait jour , ou par un petit point noir assez semblable à un clou de rue , ou par une séparation de la partie de la muraille qui répond à la partie malade de la sole. Lorsque l'apparition de ce point a prouvé qu'il y avoit un dépôt, il faut en chercher le fond en faisant une ouverture , & y introduire des plumaceaux imbibés d'essence de térébenthine , en observant

de les comprimer beaucoup pour empêcher la chair de furmonter.

Lorfqu'il y a un déçernement de la
muraille il faut en abattre, ainfi que
des talons, parer la fole jufqu'à la rofée,
fur-tout à l'endroit des talons, chercher
enfuite le fond du dépôt, le panfer comme ci-deffus, & appliquer des émollients fur le refte de la fole. Cette application émolliente doit toujours avoir
lieu lorfqu'on a été forcé de parer la
fole jufqu'à la rofée.

Il peut arriver que le pus renfermé
fous la fole, ne fe foit point fait d'iffue,
mais dès que l'extrême fenfibilité du
cheval annonce fa préfence, il faut lui
en faciliter une en faifant ouverture.

La bleime fait plus ou moins boiter
le cheval felon fa gravité. Elle peut
avoir des fuites dangereufes & produire
des javarts encornés, lorfque le pus fouf-
fle à la pointe des talons.

De la fole échauffée & brûlée.

L'aridité, la féchereffe de la fole, la
claudication d'un cheval nouvellement
ferré, qui n'aura été ni piqué ni encloué, annonce que le maréchal a

échauffé la fole en y laiffant porter trop long-tems un fer trop chaud. On y remédie par le fecours des émolliens appliqués deffus.

La fole a été brûlée lorfqu'à fon aridité fe joint une extrême fenfibilité: lorfqu'en la parant, fes pores font très-ouverts & laiffent fuinter en abondance fes fucs lymphatiques. Ces fucs ne pouvant être repompés ni contenus dans leurs vaiffeaux, dont le feu a deffeché les tuniques, s'épanchent au dehors.

Il peut arriver que la fole de corne fe fépare totalement de la fole charnue, & la gangréne peut même y fubvenir. Tous ces accidens font la fuite de la très-dangereufe habitude qu'ont certains maréchaux de brûler la fole avec un tifonnier rouge afin de la rendre plus facile à parer.

La maladie fera d'autant plus grave, que la fole fe fera trouvée plus mince comme dans les pieds combles.

Le reméde le plus efficace eft de parer jufqu'à la rofée & de cerner la fole autour de la muraille, comme fi on vouloit deffoler: on mettra enfuite dans cette rainure des plumaceaux imbibés d'effence de térébenthine : on arrofera deux fois par jour cette partie avec de la même effence & on couvrira d'émollients le refte de la fole.

Des coups de boutoir dans la Sole, & de la Cerife.

Lorfqu'en parant le pied l'on a donné un coup de boutoir qui a pénétré jufqu'à la fole charnue & qu'elle fe trouve à découvert, il faut fur le champ y appliquer des plumaceaux fecs, & bien comprimer l'appareil, afin que la chair ne furmonte point. Si malgré cette précaution elle furmontoit & formoit une efpéce de cul de poule (auquel on a donné le nom de cerife, on tâcheroit de le faire rentrer ; fi fon volume rendoit la chofe impoffible, on le couperoit avec le biftouri & on panferoit avec de l'effence de térébenthine.

On obfervera que le pied du cheval ne repofe point dans l'humidité, de peur que la plaie ne devienne baveufe & ne dégénére en fic.

Des compreffions que peut éprouver la Sole charnue.

La fole charnue peut être comprimée par un fer qui porte deſſus : Si la compreſſion a été légere, une ferrure plus étranglée, une ajuſture plus douce, y remédieront. Si la compreſſion a été aſſez forte pour donner naiſſance au pus, après lui avoir donné une iſſue, on mettra un fer échancré dans l'endroit de l'ouverture, & on panſera avec de l'eſſence de térébenthine.

On appelle foulure de la ſole la compreſſion qu'elle a ſoufferte lorſqu'un caillou ou de la terre durcie s'eſt logé entre le fer & la corne ; il en réſulte à-peu-près les mêmes accidents que ci-deſſus & l'on ſe conduira de même.

La ſole battue ou le pied dérobé a lieu, lorſqu'un cheval vient à ſe déferrer après avoir eu le pied bien paré : La muraille qui ſe trouve ſans appui s'éclate, la ſole porte à terre, comprime la ſole charnue, l'inflammation ſurvient & le cheval boite.

Pour remédier à cet accident l'on mettra une déferre très-légere & on appliquera des onctueux. On ſe gardera bien ſur-tout de chercher à unir la muraille en l'abattant : ſi un côté eſt plus délabré que l'autre, on laiſſera au côté qui fe fera le plus éclaté, le temps de repouffer, fans toucher à l'autre.

Si la foulure a été extrême, fi le fang coule, fi le cheval boite tout bas, le plus court moyen fera de le deffoler ; on fait par-là une plaie fimple qui fe traite aifément, au-lieu que fi on ne deffole point, les chairs reftent long-tems baveufes & peuvent même carier l'os du pied.

La fole peut encore être comprimée dans les efforts de l'os coronnaire comme nous allons le voir.

Des extenfions & rupture du tendon fléchiffeur, des fractures des os de la noix, de la couronne & du pied.

La fituation de l'os coronnaire fur l'os du pied & celui de la noix, eft oblique de derrière en devant : Si dans un effort, il change fa pofition & ramene fa partie fupérieure en devant, alors fes condiles portent en arrière l'os de la noix & le forcent à preffer fur le tendon : Mais le tendon étant plutôt deftiné à mouvoir le pied qu'à foutenir les parties pondérantes de cette extrêmité, il a befoin d'être étayé dans l'appui qu'il leur prête, & il ne peut l'être que par la fourchette char- nue & celle de corne : Si elles fe trou- vent éloignées de terre (par une caufe quelconque) au moindre effort du ten- don fur elles, elles molliront jufqu'à ce quelles s'en foient rapprochées : Alors le tendon fera obligé de les fuivre, conféquemment de s'alonger & de fouffrir une extenfion. S'il ne peut s'étendre auffi vîte qu'elles ont cédées, ou fi leur éloignement prodigieux le met dans l'impoffibilité de s'étendre affez, il éprouve une rupture.

D'un autre côté la pofition de l'os coronnaire, dans le moment de l'effort, faifant porter fa partie moyenne fur l'éminence antérieure de l'os du pied, cette éminence fait l'office de coin & peut le fracturer.

Si l'os de la couronne réfifte, ainfi que le tendon, l'os de la noix qui fe trouve entre deux, peut alors fe frac- turer ; enfin l'os du pied , quoique contenu & garanti par le fabot, peut auffi fe fracturer à la fuite des fauffes pofitions qui peuvent occafionner les accidents ci-deffus.

Voilà comme on peut expliquer la possibilité des extensions & rupture du tendon, & des fractures des os de la noix de la couronne & du pied. Maladies plus fréquentes que l'on ne pense & que la pratique offre journellement. Parlons des symptômes qui les annoncent & des remédes qui leurs conviennent.

Ces extensions, ruptures & fractures, entraînent toujours une compression dans la fole charnue & son inflammation : Quelquefois même cette compression s'étend fur les glandes finoviales, & l'arrèt de la finovie, fon épaiffiffement, fon épanchement, les formes, l'offification des cartilages, les ankilofes & exoftofes, peuvent en être une fuite. Ces accidents font plus ou moins graves, plus ou moins réunis, felon la véhémence de la caufe premiere, ainfi, pour ne rien confondre, nous allons détailler chacun de ces cas en particulier.

On reconnoîtra la fimple extension du tendon à fon gonflement, depuis le genou ou le jarret jufqu'au paturon, à fa fenfibilité, à celle de la fole charnue lorsqu'on la sonde avec les tricoises, & sur-tout si l'accident a une quinzaine de jours, a une ou plusieurs grosseurs arrondies, (appellées ganglion,) qui se trouvent sur le tendon, lesquelles dégénérent en tumeurs squirrheuses, dures, indolentes, & pour l'ordinaire fixes; très-difficile à résoudre, même par le secours du feu & faisant ordinairement plus ou moins boiter le cheval.

Si l'extension a été légere, on se contentera d'appliquer le long du tendon des cataplasmes contenus avec une bande, de parer le pied jusqu'à la rosée, afin de mettre la sole charnue à son aise, & de saigner en pince si la grande sensibilité fait craindre l'inflammation. On chargera d'onctueux, & la sole & le pied, on laissera reposer le cheval pendant quelques jours & ensuite on le promenera jusqu'à parfaite guérison, c'est la meilleure façon de la hâter.

Si l'extension a été complette, si le cheval boite tout bas, s'il sent une douleur considérable au paturon lorsqu'on y appuie le pouce, il faut le des-

soler

foler & laiffer long-tems faigner le pied, afin de dégorger les vaiffeaux : cette opération mettra la fole charnue à l'aife & préviendra les formes, les ankilofes & exoftofes qui fouvent font une fuite de l'inflammation. Si au bout de quinze jours il furvient au tendon des ganglions, il faut y appliquer une pointe de feu, & par-deffus de la poix graffe & de la bourre.

L'on reconnoît la rupture du tendon en ce que le cheval portant le pied en avant ne le ramene point ; en ce que le tendon eft lâche, enfin au gonflement qui furvient au haut de la fourchette, & lorfqu'on a deffolé, à une tumeur qui fe trouve à fa pointe, laquelle eft occafionnée par le repli de la portion du tendon qui eft reftée collée à l'os du pied & qui doit tomber en pourriture parce qu'elle eft devenue corps étranger.

On doit deffoler fur le champ le cheval, faire une ouverture à la fole charnue pour donner une iffue à la partie du tendon dont nous venons de parler, laquelle doit tomber par la fuppuration que l'on attirera en panfant tous les jours avec le digeſtif, & lorſque cette portion ſe ſera détachée, on guérira la plaie en ſe ſervant d'eſſence de térébenthine ; pendant tout le traitement on appliquera des émollients ſur la couronne.

Malgré ces précautions l'on ne peut guères eſpérer une parfaite guériſon : cependant il arrive quelquefois que le reſte du tendon s'épanouit, & s'offifie ſur l'os du pied & celui de la noix, alors le cheval ſe trouve en état de ſervir, mais il eſt ſouvent boiteux.

La fracture de l'os de la couronne eſt toujours incurable ; on la reconnoît au cliquetis en portant le doigt ſur la couronne.

La fracture de l'os de la noix eſt également incurable ; les ſignes qui l'annoncent ſont ſi ſemblables à ceux qui ſuivent une forte compreſſion de la ſole charnue, qu'on ne peut dans les premiers inſtants diſtinguer ces deux maladies, mais lorſqu'au bout d'un mois les remédes employés, pour la compreſſion de la ſole charnue, reſtent ſans effet, l'on doit préſumer la fracture de l'os de la noix & abandonner le cheval.

La fracture de l'os du pied eſt curable parce que cet os eſt environné de parties qui lui ſervent d'appareil, & que dailleurs il n'a qu'un très-léger mouvement.

Les ſignes qui annoncent la fracture de l'os du pied ſont une douleur permanente à la couronne avec un gonflement dans toute ſon étendue.

On doit deſſoler le cheval & le panſer comme pour une deſſolure, le laiſſer ſix ſemaines dans un parfait repos & l'envoyer enſuite au labour, pour donner le tems, à la réunion, de ſe fortifier ſur un terrein mol.

Du Javart en général.

Le javart, dans ſon principe, peut être comparé au clou ou furoncle dans l'homme : il a ſon ſiége dans la peau & les parties adjacentes, & preſque toujours il eſt la ſuite d'un épaiſſiſſement dans l'humeur de la tranſpiration. Cette humeur épaiſſie, ou par l'acreté des boues, la malpropreté, les mauvais alimens, ou par de trop violens exercices, ſéjourne dans ſes propres vaiſſeaux, devient âcre, en corrode les tuniques, &

fournit une férofité puante qui annonce le javart ; bientôt après, la portion de peau d'où part le fuintement tombe en gangrene, il s'en détache un bourbillon, qui donne lieu par fa chûte à un ulcère pour l'ordinaire de bonne qualité, mais qui peut avoir des fuites plus ou moins graves.

Cette maladie n'attaque guères que les extrêmités, depuis le jarret ou le genou jufqu'en bas : elle fait toujours boiter le cheval, & l'on obferve même qu'elle le fait boiter comme pour un écart lorfqu'elle furvient fur le côté interne du boulet ou du paturon.

Comme la fituation & les fuites du javart apportent quelques différences dans fon traitement, nous en diftinguerons quatre efpéces : le fimple, le nerveux, l'encorné proprement dit, & l'encorné improprement dit.

Le javart fimple eft celui qui n'attaque que la peau & partie du tiffu cellulaire : la premiere indication à remplir c'eft de faciliter la chûte du bourbillon en attirant la fuppuration ; on y réuffira en appliquant deffus un plumaffeau chargé de bafilicum, de vieux-oing ou d'un corps gras quelconque , & en reſtant quatre jours ſans lever l'appareil afin de lui donner le tems de ſe détacher : dès que le bourbillon ſera ſorti , le cheval ceſſera de boiter , & ſi la plaie eſt peu conſidérable on ſe contentera de la baſ-ſiner avec du vin tiéde & de l'urine : ſi l'ulcère eſt grand & large , on le pan-ſera juſqu'à parfaite guériſon , d'abord avec de la térébenthine , enſuite avec des deſſicatifs : s'il ſurvient pendant le traitement des inégalités ſur les chairs (nommées ceriſes) on les coupera avec le biſtouri , cela vaut mieux que de les brûler avec des eſcarotiques dont on ne peut point auſſi aiſément diriger l'action.

Lorſqu'après la ſortie du bourbillon , il ſuinte une ſéroſité ſanieuſe , lorſque l'ulcère eſt petit & profond & que la ſuppuration eſt trop abondante , lors même que le cheval ne boiteroit plus , on doit ſoupçonner que la matiere a fuſée juſqu'aux gaînes des tendons ; le javart prend alors le nom de nerveux , & peut être comparé aux panaris de la deuxieme & troiſieme eſpéce ; l'on s'en aſſurera par le moyen de la ſonde , dès qu'elle aura prouvée un fond, l'on introduira un biftouri dans fa rainure, & l'on fera une incifion prolongée jufqu'au foyer du mal : cette incifion doit être longitudinale lorfqu'elle eft dirigée vers la partie fupérieure du paturon : parce que les principaux vaiffeaux & les fibres des tendons ayant cette direction, l'on évitera de couper les premiers & d'altérer les autres ; mais fi elle fe prolonge vers la fourchette, comme la chofe dont on doit le plus fe garder eft l'érofion des cartilages, l'on doit alors fe rapprocher de fon centre pour les éviter. L'incifion faite, on panfera avec des tentes chargées d'un digeftif compofé de bafilicum & d'effence de térébenthine ; & comme la peau eft très-épaiffe en cette partie, on aura foin d'en contenir les bords, en plaçant à l'ouverture un bourdonnet très-fort.

L'on eft quelquefois forcé de revenir une feconde & troifieme fois à l'incifion, fouvent même d'ouvrir les gaînes du tendon & le tendon lui-même ; le mal eft alors très-grave, cependant on en vient à une parfaite guérifon, lorfqu'on a eu l'attention d'incifer les gaines & les tendons dans le fens de leurs fibres.

Le javart encorné, proprement dit, ne différe du javart fimple que par fa fituation : il a toujours fon fiége fur la couronne en touchant au fabot, tandis que l'autre vient indiftinctement depuis le genou jufqu'à la couronne. Outre les caufes du javart fimple, il peut encore être produit par une atteinte dégenérée ou un coup qui aura donné lieu à un bourbillon.

Si la contufion ou la tumeur eft récente, il faut y appliquer des réfolutifs légers, comme l'effence de térében- thine, fi la fuppuration furvient & fi l'on préfume un bourbillon, l'on facili- tera la fortie par des fuppuratifs. Si la contufion eft à la pointe des talons, & que le bourbillon foit longtems à fe détacher, l'on fera marcher le cheval, fon mouvement déterminera fa fortie, & l'expanfion de la matiere qui pour- roit, en féjournant, gâter les parties voifines.

Dès que le bourbillon eft tombé, s'il ne fuinte aucune matiere, l'application de quelques détergens terminera la cure ; si la plaie laisse encore écouler une humeur liquide, si en sondant l'on découvre un fond, une cavité, c'est alors le javart encorné improprement dit, lequel n'est en effet qu'une carie du cartilage avec un suintement sanieux, & un gonflement dans la partie postérieure du pied.

Cette carie non-seulement peut être la suite d'un javart encorné, dont l'humeur a pénétré jusqu'au cartilage, mais encore celle d'une bleime, d'une seime, d'une enclouûre, dont la matiere aura fusée jusqu'à lui ; ou d'une atteinte, d'une coupure qui l'aura directement attaqué.

En nous rappellant ce que nous avons déjà dit sur la différence qui existoit dans les deux parties des cartilages du pied, nous conclurons, que si c'est la partie postérieure qui est altérée, l'on peut espérer la guérison sans opération par le moyen des suppuratifs qui pourront attirer un bourbillon cartilagineux, sur-tout si l'on aide leur action en faisant promener de tems en tems le cheval : mais si la carie est située dans la partie antérieure, cette partie ne pouvant s'exfolier , il faut entierement l'extirper : cette opération , quoique très-grave , eft cependant heureufe dans fes fuites, lorfqu'elle a été bien faite.

Du Fic.

Le fic eft une excroiffance molaffe , infenfible , fans chaleur, de la nature du poireau & qui fe divife par le bout en plufieurs petits filets qu'il eft facile de féparer avec le doigt : on le diftingue en fic benin & en fic grave, l'un & l'autre ont leur fiége dans la partie inférieure du pied , & ont pour caufe, ou l'âcreté de la limphe ou la malpropreté , ou un grand féjour à l'écurie : des talons trop forts qui éloignent la fourchette de terre , & qui empêchent le cheval de marcher deffus, peuvent auffi occafionner des fics.

Le fic benin eft celui qui n'attaque que la fourchette charnue, il ne fait point boiter le cheval; le moyen le plus fûr & le plus prompt de le guérir, c'eft de l'extirper jufques dans fes racines, ainfi fans s'amufer à le brûler avec des efcarotiques , il faut tout uniment deffoler le cheval , enlever entiérement le fic , panfer avec des plumaffeaux imbibés d'effence de térébenthine ; laiffer cinq jours le premier appareil & continuer enfuite le traitement en panfant de deux jours l'un l'endroit du fic avec des deffi- catifs , & le refte de la fole avec l'ef- fenfe de térébenthine. Il faut obferver chaque fois que l'on panfe, qu'il y ait une égale compreffion par-tout.

Le fic grave eft celui qui attaque la fole charnue ou la chair cannelée des talons & des quartiers, quelquefois il fe propage jufques fous les quartiers , & les defloude après avoir détruit les arcs-boutans : cette efpéce de fic eft une maladie grave qui paroît venir en partie de la corruption des humeurs , ainfi, avant que d'en venir à l'opération , il faut préparer pendant quelques jours le cheval en le mettant au fon & à la paille, & même à l'eau blanche & aux boiffons rafraîchiffantes & purgatives. S'il avoit des fics à plufieurs pieds , on lui feroit auffi trois fétons , un à chaque feffe & un au poitrail , afin de détourner l'hu- meur ; après cela on procéderoit à l'ex- tirpation, mais feulement fur deux pieds à la fois, & en tranſtravat ſi les quatre pieds étoient attaqués. L'eſſentiel de cette opération eſt de ne laiſſer aucune portion de racine du fic, & de bien contenir l'appareil.

Pour bien extraire le fic, on commencera par deſſoler, enſuite on coupera avec la feuille de ſauge juſqu'à la moindre portion du fic. S'il avoit déjà gagné la chair cannelée, il faudroit avec la rénette détruire les racines qui pourroient s'y rencontrer; s'il avoit deſſoudé les quartiers & s'étoit propagé du côté de la couronne, il faudroit abattre les quartiers pour avoir la facilité de l'extirper en cette partie; lorſqu'on aura cru l'avoir entierement détruit, on panſera toute la plaie avec des plumaſſeaux imbibés d'eſſence de térébenthine, en obſervant de comprimer la chair cannelée (ſi on a été forcé de la mettre à découvert) avec des bourdonnets. Si après avoir enlevé le fic, on trouvoit l'os du pied carié, on enleveroit avec la rugine toute la ſurface gâtée de l'os, & on appliqueroit ſur cette partie du digeſtif pour faciliter l'exfoliation de l'os. On laiſſeroit ce premier appareil contenu avec une large ligature pendant cinq à six jours afin d'éviter l'hémorragie, ensuite on panseroit jusqu'à parfaite guérison l'endroit du fic avec des déterfifs & des deffcatifs, & le refte de la fole avec de l'effence de térébenthine.

Si après le premier & le fecond appareil, les chairs continuoient à refter baveufes, cela annonceroit qu'on n'a pas entierement détruit le fic, & il faudroit en revenir à une nouvelle opération pour enlever ce qui en feroit refté.

Quelquefois la fievre furvient, il faut alors faigner & donner des lavemens.

Si le cheval avoit des eaux ou des poireaux, il feroit indifpenfable de les guérir avant d'opérer le fic, parce que les férofités qui découlent des eaux, empêcheroient la cicatrice & la guérifon du fic.

Du Clou de Rue.

On a donné ce nom à tout corps étranger qui pénétre dans le pied en perçant la fole de corne.

On en diftingue trois fortes: le fimple, le grave, l'incurable.

Lorſque le clou de rue n'a percé que la ſole de corne, ſans effuſion de ſang, il guérit de lui-même.

S'il a percé la fourchette en biaiſant, & a été gagner le paturon, comme cette partie n'a preſque pas de ſenſibilité, cet accident n'exige aucun reméde.

S'il a légerement touché la ſole char-nue, il ne faut qu'une petite ouverture à celle de corne, de l'eſſence de téré-benthine ſur la plaie, & des onctueux ſur le reſte de la ſole.

S'il a piqué l'os du pied, il faut deſſo-ler, faire une ouverture à la ſole char-nue, pour donner une iſſue à l'eſquille qui doit tomber, enſuite appliquer plu-ſieurs plumaſſeaux imbibés d'eſſence de térébenthine; laiſſer pendant dix jours le premier appareil, panſer après cela de deux jours l'un juſqu'à ce que l'exfolia-tion ſoit faite, & terminer la cure en cica-triſant avec des deſſicatifs. Voilà la mé-thode la plus prompte & la plus ſûre, encore exige-t-elle près de 40 jours.

S'il ſort de la ſinovie après l'accident, le clou de rue eſt grave, trois mois ſont à peine ſuffiſant pour le guérir, & quel-quefois le cheval reſte boiteux.

S'il ne fort point de finovie & que l'on foupçonne la piqûure du tendon, il faut s'en affurer par le moyen de la fonde, & fi l'on fent l'os à découvert, il ne refte plus de doute, & le tendon a été percé : il faut deffoler, emporter l'endroit de la fourchette charnue qui eft piquée, introduire une fonde juf-qu'au fond de la plaie, & dans la rainure de la fonde un biftouri avec lequel on incifera longitudinalement le tendon, afin de le débrider. Enfuite on garnira tout le pourtour de la fole charnue (ex-cepté dans l'endroit de la plaie) de plu-maffeaux d'étoupes imbibés d'effence de térébenthine que l'on contiendra avec des écliffes, & on les laiffera fix jours fans les lever, mais on aura foin de les arrofer abondamment tous les jours avec de la même effence. A l'égard de la plaie, on la panfera avec des tentes trempées dans le beaume de *fioraventi* ou dans l'effence de térébenthine, & on couvrira ces tentes avec des plumaf-feaux imbibés de même ; on laiffera ce premier appareil trois jours, & enfuite l'on panfera tous les jours fur-tout s'il fait très-chaud, & même deux fois par jour fi le ligament, qui unit les os de la noix & du pied, étoit attaqué, de peur que le féjour de la matiere ne vint à le gâter. On aura auffi la plus grande attention de lever fort doucement le pied, de le préfenter appuyé fur le genou, afin que le paturon ne foit point obligé de fe plier, & d'éviter de mettre la main au pied de peur de caufer une hémorragie.

Si au bout de quinze ou vingt jours, le cheval boitoit plus bas, s'il venoit un gonflement ou un dépôt au paturon, il faudroit débrider de nouveau, & étendre l'incifion jufqu'au paturon, on pourroit même paffer un féton au travers de la plaie, & imbiber le ruban du féton dans l'effence de térébenthine.

Si l'artère a été piquée, ce qui eft toujours annoncé par l'hémorragie, après avoir deffolé & fait ouverture en cet endroit, on comprimera l'artère avec des plumaffeaux très durs imbibés d'effence de térébenthine ; & afin de laiffer à l'artère le tems de fe confolider, on ne levera qu'après fix jours le premier appareil, après quoi on panfera comme ci-deffus.

Si le clou de rue, après avoir percé l'arc-boutant, avoit atteint le cartilage, il faudroit en venir à l'opération du javart encorné.

Le clou de rue est incurable (du moins dans les jeunes chevaux, car dans les vieux l'on peut espérer & tenter la guérison lorsque le cheval en vaut la peine, parce que les parties cartilagineuses des os de la noix & de la couronne sont presque totalement usées.) 1.° Lorsque le tendon a été piqué, & que par une suite de cette piqûure la matiere a séjourné & corrodé les parties cartilagineuses des os de la noix ou de la couronne, & altéré la sinovie. 2.° Lorsqu'on a appliqué des onguents corrosifs qui ont produit le même effet. 3°. Lorsque l'os de la noix ou la partie cartilagineuse de celui de la couronne ont été piqués, car ces cartilages ne s'exfolient jamais, il en fort toujours une fanie fanguinolente qui empêche la plaie de se cicatrifer, & qui mine peu-à-peu le tiffu spongieux des os de la couronne & de la noix. On reconnoît que le clou de rue est devenu incurable, lorfqu'en sondant, on sent la surface de ces os inégale & raboteuse :

teufe : ces inégalités annoncent la deftruction du cartilage & la carie de l'os
qu'il n'eft point poffible d'arrêter.

Des Cercles ou Cordons, & des Croiffants.

Les cercles ou cordons font des éminences ou des goutieres qui entourent
le fabot, & qui annoncent un cheval
qui a été boiteux, ou de fourbure ou
d'efforts dans cette partie. Ceux qui
font produits par un effort, difparoif-
fent à mefure que la muraille croît :
ceux de la fourbure reftent toujours.

Le croiffant eft une féparation de l'os
du pied avec la chair cannelée, & de la
fole charnue avec la fole de corne ; l'os
du pied, dégagé de ces deux parties qui
le contenoient, fe montre entre la fole
de corne & la muraille fous la forme
d'un croiffant. Cet accident qui eft toujours la fuite d'une fourbure, s'annonce
par un pus noirâtre qui en découle ; on
peut cicatrifer la plaie par le moyen des
beaumes naturels, mais le cheval refte
prefque toujours boiteux.

De la Peau & des différentes Robes.

Le cheval eft revêtu de deux membranes appellées tégumens , ce font la peau & la membrane adipeufe ou graif-feufe.

La peau eft un compofé de fibres cel-lulaires (qui en font la bafe), de vaf-cuiaires & de nerveufes : il s'en trou-ve même de ligamenteufes dans cer-tains endroits. Ces fibres font étroite-ment liées & unies entr'elles : ce qui leur donne une confiftance ferme & dure.

La peau eft plus épaiffe dans certains endroits que dans d'autres : elle eft très-épaiffe au toupet , au-deffous de la cri-niere , à la queue , au genou , à la pointe du jarret , aux environs du fanon , &c : Elle l'eft moins au dos , aux feffes , fur les côtes , les épaules & au-dedans de l'avant-bras : elle l'eft moins encore au plat des cuiffes , au mammelles , & au fourreau : enfin elle devient très-mince, très-fine , dans l'intérieur des lévres , aux yeux , à l'anus , &c.

La peau eft percée , outre les ouver-tures très-vifibles que nous avons dé-crites , d'une infinité de petits trous où vont aboutir les vaiffeaux fudorifères. Elle a encore d'autres trous pour le paf-fage des poils & des crins , ainfi que pour la matiere de la tranfpiration, qu'il ne faut pas confondre avec celle de la fueur.

La peau a plus ou moins de fenfibilité a raifon de fon épaiffeur : les endroits les plus minces font les plus fenfibles.

La peau, dans toute fon étendue, eft recouverte d'une pellicule fort mince nommée épiderme : cette furpeau eft blanchâtre & plus ou moins épaiffe *(a)*.

La membrane adipeufe n'eft autre chofe que le tiffu cellulaire dont nous avons parlé dans nos généralités.

La peau fert, pour ainfi dire, de doigt à l'animal : les mouvemens dont elle eft fufceptible en certains endroits , lui fourniffent les moyens de chaffer les infectes qui cherchent à s'y attacher.

Ces mouvemens font exécutés par l'action de huit mufcles nommés peauffiers. Nous devons à M. *de La foffe* la defcription de ces mufcles : il les a dif—

(*a*) Nous aurons plufieurs obfervations à faire fur l'application des fubftances graffes & huileufes, méthode dangereufe , & cependant bien générale , qui aggrave la plûpart des maladies de la peau.

féqué le premier, & lui feul nous a parlé de leurs ufages dans l'équitation.

Sous le nom de peaufliers, on pourroit comprendre toute portion charnue qui va s'unir intimément à la peau, tels fonts les mufcles des paupieres &c. Mais il n'eft ici queftion que de ceux qui font répandus fur toute l'habitude du corps.

Les huit peaufliers font quatre de chaque côté; 1°. un qui recouvre les côtes & le bas ventre, & que M. *de Lafoffe* a appellé grand peauflier : c'eft le plus confidérable. Ses attaches font tour-à-tour fixes ou mobiles, felon la partie qu'il contracte : ce qui le prouve, c'eft qu'il fert à tirer la peau vers l'épaule , lorfqu'elle eft irrité vers cet endroit, & qu'il fert auffi à la tirer du côté des flancs, lorfque le ftimulus agit fur cette partie.

Le fecond mufcle peauflier eft celui qui s'étend fur toute l'épaule & le bras : il s'attache d'une maniere fixe, au-deffous du ligament cervical. Il tire la peau de bas en haut.

Le troifieme mufcle eft celui qui recouvre l'encolure.

Le quatrième eſt celui qui recouvre la joue & une partie de la face.

Ces muſcles peauſſiers, & ſur-tout le grand, ſont les organes immédiats de l'action des jambes & autres aides du cavalier. Il eſt donc bien intéreſſant à un écuyer, de connoître parfaitement leurs attaches & leurs inſertions, afin de juger le point ſur lequel doit porter l'irritation, pour néceſſiter le cheval à tel ou tel mouvement. Nous nous étendrons un peu ſur ces différents objets.

Le cheval eſt revêtu de poils, excepté dans l'endroit du fourreau, des mammelles, du raphé, de l'anus, &c. Ces poils ſont cilindriques & implantés dans le corps de la peau. Cette partie demande des détails ſur le ſujet même : nous nous en occuperons.

Les poils varient en couleur : il eſt des chevaux d'une ſeule couleur, & ce ſont les plus rares : ordinairement ils en raſſemblent deux, trois, quatre & quelquefois juſqu'à cinq, aiſées à diſtinguer. Nous nous étendrons ſur les différentes robes, mais comme cela n'eſt point abſolument eſſentiel, nous n'en parlerons point ici, & nous allons paſſer aux maladies de la peau, telle que la gale, les dartres, le farcin. Nous avons déja parlé dans nos généralités fur les maladies, de l'éréfipele en général.

Galle.

Cau. Un vice dans la maffe du fang, une répercuffion de l'humeur de la tranfpiration, ou fon féjour dans fes couloirs, ou la malpropreté.

Dia. Petits ulcères fuperficiels plus ou moins raffemblés ; des croutes blanches & rougeâtres, le plaifir que le cheval reffent quand on le frotte.

Pro. La guérifon eft plus ou moins difficile, & ce, felon la caufe qui l'a produite

Cur. Pour la gale fimple, le tabac à fumer infufé dans de l'eau-de-vie, ou l'huile de cade dont on frotte la partie.

Dartres.

Cau. Les mêmes que la gale.

Dia. Des fubftances farineufes, dans les endroits dénués de poil; la lividité de la peau.

Pro. La même chofe que la gale.
Cur. Même traitement.

Farcin.

Cau. Un vice dans les humeurs, de la nature du virus variolique.

Dia. Des boutons durs ou tenants du kifte ou du fquirrhe, ou des gales fanguinolentes ou féreufes, répandues fur différentes parties de la peau.

Pro. Plus ou moins dangereux felon fon diagnoftique : celui qui s'annonce par des boutons enkiftés, eft très-grave : il eft encore plus à redouter s'il attaque la chaîne des vaiffeaux lymphatiques du col & des extrêmités, c'eft-à-dire, s'il forme ces chapelets connus fous le nom de cordes de farcin.

Cur. Les fétons, les fudorifiques.

Après la morve, il n'eft point de maladies plus terribles, ni qui ait prêté davantage à l'erreur & à la fuperftition. Cet article effentiel fera traité très-aulong dans le cours.

F I N.